Câncer de Mama

Um guia prático para a vida após o tratamento

Hester Hill Schnipper, L.I.C.S.W.

Câncer de Mama

Um guia prático para a vida após o tratamento

Tradução
Adriana Bonadia Martins Ament

São Paulo
2009

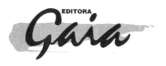

Copyright © 2008 by The Bantam Dell Publishing Group,
a division of Random House, Inc.
by Hester Hill Schnipper, L.I.C.S.W.
Forward by Lowell E. Schnipper, MD

1ª Edição, Editora Gaia, São Paulo 2009

Diretor Editorial
JEFFERSON L. ALVES

Diretor de Marketing
RICHARD A. ALVES

Gerente de Produção
FLÁVIO SAMUEL

Coordenadora Editorial
DIDA BESSANA

Assistentes Editoriais
ALESSANDRA BIRAL
JOÃO REYNALDO DE PAIVA

Tradução
ADRIANA BONADIA MARTINS AMENT

Preparação de texto
ERIKA ALONSO

Revisão
REGINA MACHADO
TATIANA Y. TANAKA

Foto de Capa
DENIS BABENKO/SHUTTERSTOCK

Projeto Gráfico e Capa
REVERSON R. DINIZ

Dados Internacionais de Catalogação na Publicação (CIP)
(Câmara Brasileira do Livro, SP, Brasil)

Schnipper, Hester Hill
 Câncer de mama : um guia prático para a vida após o tratamento / Hester Hill Schnipper Lowell E. Schnipper introdução ; [tradução Adriana Bonadia Martins Ament]. -- 1. ed. -- São Paulo : Gaia, 2009.

 Título original: After breast cancer : a common-sense guide to life after treatment.

 ISBN 978-85-7555-211-7

 1. Mama - Câncer - Obras de divulgação 2. Mama - Câncer - Pacientes - Reabilitação I. Schnipper, Lowell E.. II. Título.

09-07012   CDD-616.9449
                                                   NLM WB460

Índice para catálogo sistemático:
1. Câncer de mama : Obras de divulgação : Medicina   616.99449

Direitos Reservados
EDITORA GAIA LTDA.
(pertence ao grupo Global Editora
e Distribuidora Ltda.)

Rua Pirapitingui, 111-A – Liberdade
CEP 01508-020 – São Paulo – SP
Tel: (11) 3277-7999 / Fax: (11) 3277-8141
e-mail: gaia@editoragaia.com.br
www.editoragaia.com.br

Obra atualizada
conforme o
**Novo Acordo
Ortográfico da
Língua
Portuguesa**

Colabore com a produção científica e cultural.
Proibida a reprodução total ou parcial desta obra sem a autorização do editor.

Nº de Catálogo: **3061**

Dedicatórias

Para Lowell,
que compartilha e vive nossos sonhos.

Para Katharine e Julia,
que encontrarão seus próprios.

Sumário

Introdução...9

Prefácio 13

Capítulo 1 – Minha jornada pessoal....................17

Capítulo 2 – Fim do tratamento: as primeiras semanas. . . 23

Capítulo 3 – Após o tratamento: enfrentando os

primeiros meses......................41

Capítulo 4 – Recuperação física......................49

Capítulo 5 – Acompanhamento médico.............75

Capítulo 6 – Terapias hormonais 89

Capítulo 7 – Terapias complementares.............103

Capítulo 8 – As preocupações de maridos e companheiros 113

Capítulo 9 – Sexualidade 123

Capítulo 10 – Fertilidade e gravidez................137

Capítulo 11 – Filhos.............................143

Capítulo 12 – Pais 155

Capítulo 13 – Amigos. 161

Capítulo 14 – Questões profissionais 167

Capítulo 15 – Gene do câncer de mama e teste genético . . . 177

Capítulo 16 – A parte difícil 189

Capítulo 17 – Onde encontrar apoio 199

Capítulo 18 – Espiritualidade e fé. 209

Capítulo 19 – A vida após o câncer de mama 215

Epílogo e recursos 223

Introdução

Escrevo estas palavras como médico especialista em oncologia há muitos anos. Escrevo também como o marido que descobriu há treze anos que sua amada fora atingida pelo primeiro câncer de mama, e há oito meses pelo segundo – não uma recorrência do primeiro, mas um novo evento. Essas experiências me transformaram. Minhas percepções em relação a como cuidar de mulheres com câncer de mama foram elaboradas na fornalha da experiência de Hester. Agora, vejo cada paciente pelo prisma de uma longa vida profissional e pela ansiedade de um companheiro devotado.

No momento em que uma mulher ouve o diagnóstico de câncer de mama seu mundo se transforma para sempre. Inicialmente chocada e entorpecida, ela encontra, aos poucos, o equilíbrio que a permite seguir seu caminho por um complexo processo. Ela tem de lidar com uma quantidade imensa de informações e tomar decisões difíceis sobre opções de tratamento para que possa chegar às suas melhores escolhas. Embora esse processo seja muito desgastante, a ajuda de uma equipe de cirurgiões e médicos oncologistas oferece, para a maioria das mulheres, uma estrutura de relacionamentos que transmite segurança, se não de bem-estar.

Quando termina a quimioterapia ou a radioterapia, após a cirurgia, entretanto, muitas mulheres se sentem vulneráveis novamente. A consciência de que não há testes disponíveis que provem se a terapia contra o câncer de mama foi ou não um total sucesso provoca ansiedade e, muitas vezes, depressão. Os efeitos desconfortáveis e a alteração na aparência, causados pela terapia, retrocedem lentamente, e o preço é cobrado em sua feminilidade, no papel dela como parceira em um relacionamento e na sexualidade. Inevitavelmente, atrás disso tudo há uma ansiedade existencial que, no mínimo, causa intranquilidade e que, no máximo, pode ser paralisante.

As mulheres precisam entender que esses sentimentos são normais; não são raros, mas normalmente transitórios e com os quais é possível de se lidar.

Câncer de Mama – Um guia prático para a vida após o tratamento

Devem estar cientes da realidade física de seus corpos agora que os tratamentos terminaram. Precisam saber como cuidar melhor de si mesmas. E o mais importante: precisam de ajuda para integrar a experiência do câncer no contexto de suas vidas, de modo que elas possam crescer e evoluir, para que vejam o futuro como uma oportunidade e possam agir, embora sem negar as incertezas que a experiência com o câncer traz. Elas precisam de um guia para navegar as águas difíceis da sobrevivência, e esta é a razão pela qual Hester decidiu escrever este livro.

Após o tratamento contra o câncer de mama, o corpo começa a se recuperar, mas o espírito toma um curso mais lento. Embora eu compreendesse isso antes do diagnóstico de Hester, essa compreensão foi transformada pela doença dela. Não era incomum que na primeira visita de uma paciente após a quimioterapia eu fosse para a sala de exames esperando ver uma expressão aliviada. Não tão depressa! Há uma tentativa de expressão de alívio, se é que ela está lá, e o que vejo com mais frequência é alguém claramente triste e assustada. É como se o "avental" da quimioterapia que acaba de ser retirado fosse uma armadura. Como convencê-la de que essa proteção pode ser resistente? Como encorajá-la a se comprometer com a vida em vez de se retrair; como passar confiança em face dessa vulnerabilidade? Houve um tempo em que eu acreditava que apenas minhas palavras fossem suficientes.

Não mais. Um conhecimento maior se instaurou após o câncer de Hester. Agora me sento com minhas pacientes, às vezes de mãos dadas, e sou solidário com seu medo, ao mesmo tempo que insisto para que foquem na direção do futuro. As palavras não são mágicas, nem mesmo as minhas, mas a luz no fim do túnel pode ser vista apenas com os olhos abertos. E eles se abrirão, uma vez que as trevas mais escuras retrocedem. É então que voltam a emergir as possibilidades. Como uma paciente uma vez me contou, memoravelmente: "Dançar com a morte, chorar por causa dela, ter raiva dela e até rir dela faz que você se resolva, é um encontro com a mortalidade que realmente muda sua vida".

Minha vida nunca mais será a mesma – nem a minha e certamente nem a de Hester. O futuro está repleto de questões, e a certeza é uma memória efêmera. Mas há uma nova urgência em nossas vidas: na vida dela, na minha e na nossa. As alianças de ouro e platina que fizemos antes da cirurgia dela, e que usamos desde então, se tornaram a metáfora que nos une. Oficialmente, nosso casamento ocorreu no dia de Ano Novo, depois voamos para o Serengeti. Muitas vezes, meu sutil, mas sério conselho para as mulheres que estão embarcando no curso de uma quimioterapia é que planejem uma viagem no início e que a façam quando o tratamento terminar. É um medicamento: uma receita para delimitar o fim do começo, e o começar novamente.

Introdução

Então fizemos isso. E em um campo na Cratera de Ngorongoro havia uma zebra deitada tão quieta na grama que achei que estivesse morta. Mas minutos depois, enquanto olhávamos para ela, a vimos levantar – e havia claramente um membro saindo dela. Repetidamente, por três horas, ela se deitou na grama, depois se levantou, alternadamente descansando e empurrando. E então, finalmente, havia um potrinho ao lado dela, trêmulo, mas ereto e pronto para tomar seu lugar na manada. Foi um sinal, foi sem dúvida um sinal, que reforçou tudo o que esperávamos desde o início da jornada que nos afastava do desespero.

Há momentos em que o drama, medos e satisfações do local de trabalho reverberam em casa – como não poderiam? Mas desde 1993, e novamente em 2005, a inocente pergunta "Como foi seu dia?" tem uma ressonância diferente. Meu respeito e admiração pelo espírito humano aumentaram. Eles emanam daquelas com quem trabalho durante o dia, e dela, minha alma gêmea – coragem encarando o medo, caráter na presença do abismo, alegria no reconhecimento da incerteza. Esse é o heroísmo da vida diária.

Quanto a mim, o que acho desse heroísmo? Recordo o dr. Rieux em *A peste* de Albert Camus, na parte final de uma epidemia em uma pequena cidade argelina. Muitos se foram, mas muitos continuam, e eles emergem do seu isolamento:

E foi em meio aos gritos que sacudiam a parede do terraço, em ondas que ganhavam volume e duração, enquanto cataratas de fogo colorido caíam densas pela escuridão, que dr. Rieux resolveu compilar essa crônica, para que não fosse apenas uma daquelas pessoas que fazem suas pazes com Deus, mas uma testemunha a favor daqueles acometidos pela praga, para que algum memorial da injustiça e do absurdo feito a elas pudesse perdurar; e para declarar de forma simples aquilo que aprendemos em tempos pestilentos: há mais coisas a se admirar nos homens [e mulheres] do que a se desprezar – todavia, ele sabia que a história que teria que contar não poderia ter uma vitória final, seria apenas o registro do que teve que ser feito e do que seguramente teria que ser feito novamente na luta interminável contra o terror e seus incansáveis ataques, apesar de suas aflições pessoais, por todos que, embora não santos, se recusam a aceitar a peste, e se empenham ao máximo para ser aqueles que buscam a cura.

Lowell E. Schnipper, M.D.
Professor de Medicina da Evelyn e Theodore Berenson da Escola de Medicina de Harvard
Chefe da Divisão de Hematologia/Oncologia do Centro Médico Beth Israel Deaconess

Prefácio

"*E*screva um livro sobre a parte difícil." "Por que ninguém nos conta o que esperar?" Já me perguntaram isso tantas vezes. "Há tanto escrito para as mulheres que acabam de ser diagnosticadas e tão pouco para nós que estamos nos despedaçando depois." Ouço estas e outras declarações semelhantes quase diariamente de mulheres que estão se recuperando do câncer de mama.

A experiência de terminar o tratamento ativo contra o câncer de mama e o início do restante da sua vida é, muitas vezes, extremamente difícil. Muitas mulheres estão despreparadas para as dificuldades psicológicas e físicas que as aguardam nos meses e anos à frente. Minha experiência pessoal, assim como a de muitas mulheres com as quais trabalho, sugere que a crise não acaba com o fim do tratamento de quimioterapia ou radioterapia. Na verdade, de muitas maneiras, a crise real está apenas começando.

Em 1999, a Fundação contra o Câncer de Mama Susan G. Komen reconheceu os enormes desafios que as sobreviventes do câncer de mama enfrentam, estabelecendo o Programa de Sobrevida Joanie B. Hatcher. O programa inicialmente foi visto como uma forma de apoio à pesquisa sobre qualidade de vida ou problemas físicos das sobreviventes; depois foi expandido e incluiu o trabalho de uma terapeuta sobrevivente que passa seus dias nas linhas de frente da luta contra o câncer de mama.

Assim que fiquei sabendo, ingenuamente assumi que não apenas cientistas, mas também terapeutas – aqueles que trabalham diretamente com as pacientes – poderiam se candidatar à vaga. Candidatei-me formalmente, assim como apresentei cartas de referência tanto de colegas profissionais quanto de pacientes sobreviventes do câncer de mama. Foi apenas após ter me candidatado que fiquei sabendo que o foco do trabalho era pesquisa científica ou médica, relacionadas aos diversos problemas enfrentados pelas sobreviventes do câncer de mama.

Câncer de Mama – Um guia prático para a vida após o tratamento

O comitê não tinha a intenção de levar em consideração alguém como eu – uma terapeuta sobrevivente que passa seus dias cuidando de mulheres que tiveram câncer de mama. Embora eu não fosse adequada para o processo seletivo, posso imaginar que as sobreviventes do comitê disseram algo como: "esperem, isso é importante também". E tanto os membros acharam pertinente a importância dos problemas psicológicos que decidiram conceder duas cadeiras: uma para a dra. Patricia Ganz, UCLA, que é muito conhecida por seu interesse e pesquisa de assuntos relacionados às sobreviventes, e uma para mim.

Sou muito grata à Fundação Komen por esta oportunidade de compartilhar o que aprendi com tantos. A vida após o câncer de mama é um desafio constante e muitas vezes um quebra-cabeça. Há pouca pesquisa ou material escrito sobre os problemas, tanto físicos quanto emocionais, encarados pelas sobreviventes. Trabalhar por mais de vinte anos com milhares de mulheres me permitiu observar, aprender e ensinar aos outros sobre a experiência após o câncer. Este livro continua a antiga tradição das mulheres idosas de estender a mão e ajudar umas às outras. Falando direta ou indiretamente uma com a outra, cada uma de nós é o receptáculo e o transmissor de tudo o que ouvimos das outras. Nós, que estamos vivendo essa experiência, sabemos melhor como ela é e o que pode nos ajudar.

Este livro foi possível tão somente pelo apoio e pela ajuda de muitas pessoas. Meus agradecimentos pela decisão e pelo tempo para escrever vão para a diretora do meu departamento do Centro Médico Beth Israel Deaconess, Barbara Sarnoff Lee, LICSW. Aos meus colegas assistentes sociais em oncologia, especialmente a Frank McCaffrey, LICSW, que, prestativamente, assumiu meu trabalho nos dias em que eu me dedicava ao livro. À Lynn C. Franklin, a agente que se arriscou a me dar uma chance, e a Robin Michaelson, o editor que concordou em aceitar o livro, os responsáveis por este trabalho ser publicado. Sou especialmente grata à Ann Harris, minha editora, que me incentivou, encorajou e ajudou em cada página do caminho. Este é um livro melhor por causa do trabalho dela.

Agradeço à dra. Nadine Tung ter feito a revisão e os comentários no que se refere ao câncer de mama e ao risco genético. Agradeço-lhe ainda ser minha médica. Não importa o que haja no futuro, me sinto segura em suas mãos e em seu coração.

Jane Hyman foi a primeira a acreditar na importância do que tenho a dizer. Joanne Baron, Denise Bisaillon, Judi Hirshfield-Bartek, RN, e Wendy Mason da

Prefácio

Fundação contra o Câncer de Mama Susan G. Komen também leram o manuscrito e fizeram comentários e sugestões de valor.

Agradeço a Laurie Gass, Jan Montgomery, Judith Ross e Judith Zorfass a permissão dada para utilizar seus poemas e trabalhos. Às mulheres com quem trabalho, minhas irmãs nessa sociedade indesejável, e muito especialmente às mulheres que participam do meu grupo de apoio pós-tratamento às quartas-feiras que contribuíram com sua sabedoria e palavras.

Todas as mulheres com câncer de mama que conheci e amei por mais de 27 anos estão representadas nestas páginas. Suas experiências moldaram a minha experiência. Penso especialmente nas mulheres que morreram por causa dessa doença, Betsy Lehman em particular, e sei que nós, sobreviventes, devemos muito a elas.

Pensando sobre minha própria vida com câncer de mama, devo reconhecer que meus amigos merecem o maior crédito pela forma como lido com isso. Além de Nadine Tung, M.D., devo minha vida a Rosemary Duda, M.D., Susan Troyan, M.D., a Jay Harris, M.D., Dianne Holland Sullivan, RN, antes de tudo minha amiga, depois minha enfermeira de quimioterapia, e a todos os meus outros colegas na Divisão de Oncologia que me ajudaram. Serei eternamente grata à Vivienne e Dean Aldrich por sua generosidade, especialmente durante o período da minha cirurgia em 1993. Stan Berman deveria ir diretamente para o céu pelo que fez por nós na época. Judi Bieber sabe que foi ela quem me fez passar pelas horríveis primeiras semanas, ambas as vezes, e foi a absoluta compreensão de Susan Hedlund que me deu ânimo.

Joan McNerney me enviou o totem que levou consigo durante os dez anos que viveu com câncer e um bilhete pedindo que eu o entregasse a outra pessoa após uma década. Minha mãe e meu pai, moradores típicos de West Point, me ensinaram que "dever, honra e patriotismo" podem ser expressos de muitas formas, e que coragem pode e deve ser uma característica de uma dama. Meus irmãos, Jim e Dick Lampert, têm sido os admiradores e protetores que os irmãos mais velhos devem ser. Minhas amadas filhas, Katharine e Julia, sempre estiveram bem no centro do meu coração; tenho muita sorte por elas fazerem parte da minha vida. Em 2005, elas demonstraram que filhas adultas também podem ser suas melhores amigas. Uma verdadeira bênção da década passada foi ganhar enteados; Merritt, Deborah e Claudia enriquecem meu mundo.

Acima de tudo, agradeço a meu marido, dr. Lowell Schnipper, ler cada palavra deste manuscrito, assegurar a acuidade médica e me estimular sempre a

Câncer de Mama – Um guia prático para a vida após o tratamento

dar o melhor de mim. Utilizando uma frase dele, unidos somos cartógrafos do coração. Eu não poderia ter escrito este livro ou vivido esta vida sem ele.

Em meu consultório, tenho uma cesta cheia de pedras e conchas. Cada um desses tesouros foi a contribuição de uma mulher que teve câncer de mama. Elas foram coletadas pelo mundo todo conforme as mulheres retornavam de suas viagens com uma pedra especial para adicionar à cesta. Quando me encontro pela primeira vez com uma mulher que tem câncer de mama, peço que ela escolha uma pedra. Sugiro que a mantenha consigo durante sua experiência com o câncer de mama, como um totem muito especial e um símbolo das boas esperanças que compartilhamos. Repetidas vezes, as mulheres me contam que a pedra fica com elas o tempo todo. Dessa forma, nós realmente aprendemos o poder dos símbolos e o poder de nossa compartilhada irmandade.

Como as pedras, este livro representa tudo o que aprendi com tantas mulheres maravilhosas. Ele vem delas, de mim, para você.

Capítulo 1

Minha jornada pessoal

Mesmo sendo muito difícil recordar, o passado existiu. Tinha 44 anos e me considerava uma pessoa de sorte. Fui filha, irmã, esposa, mãe, amante e amiga. Eu me alimentava bem, fazia exercícios, tinha horas adequadas de sono e, no geral, me cuidava muito bem. Trabalhava como assistente social na área de oncologia havia mais de quinze anos e recentemente me apaixonara por um homem maravilhoso, por acaso ele também um médico oncologista. Sempre achamos positivo compartilhar nossas vidas profissionais, assim como ajudar e entender um ao outro. Como passávamos nossos dias trabalhando com o câncer, reconhecíamos e apreciávamos nossa boa saúde e sorte.

Passei pela morte do meu amado pai, pelo processo de envelhecimento de minha mãe e sua necessidade cada vez maior de cuidados, e pela perda de muitos pacientes e amigos por causa do câncer. Depois do divórcio, tinha esperança de que minhas filhas e eu estivéssemos indo em direção a dias melhores. Minha filha mais velha estava na faculdade, e minha filha mais nova era uma típica garota de doze anos, interessada em garotos e amizades, e se eu poderia levá-la ao shopping na sexta feira à tarde.

Quando tento me lembrar de quem era e de como era minha vida antes do câncer de mama, penso principalmente no meu trabalho. O centro médico Beth Israel Deaconess, em Boston, sempre foi um centro reconhecido e respeitado pelo tratamento de câncer de mama. Quando comecei a trabalhar lá, em 1979, ele era uma das três instituições do país onde se oferecia regularmente, a mulheres com determinados diagnósticos da doença, a opção de uma ampla excisão (lumpectomia) e radioterapia, em lugar da mastectomia (retirada da mama). Muitas mulheres vinham de cidades distantes para fazer esse tratamento e manter a

17

Câncer de Mama – Um guia prático para a vida após o tratamento

mama. O diagnóstico e o tratamento do câncer de mama eram uma prioridade institucional e rapidamente se tornaram minha paixão.

Nos anos seguintes, desenvolvi um programa maravilhoso e bem respeitado de suporte psicossocial para mulheres com câncer de mama. Sempre tendo como objetivo maior o fortalecimento interior e a comunidade, encontrei-me com mulheres e suas famílias para aconselhamento, facilitei inúmeros grupos de apoio para mulheres em todos os estágios, desenvolvi um programa-modelo – *peer-support* – chamado paciente to paciente, *heart to heart* (de paciente a paciente, de coração a coração), e ofereci muitos programas especiais. Participei ativamente em muitas organizações nacionais e profissionais do câncer de mama e apresentei muitas palestras. Frequentei a faculdade da Escola de Mediciona de Harvard, a Boston University e a Simmons Escola de Assistência Social da Faculdade. Também escrevi inúmeras matérias sobre os aspectos psicossociais do câncer de mama, após meu próprio diagnóstico, de acordo com minha dupla perspectiva e experiência, como paciente e terapeuta.

Com o passar do tempo, conheci e amei centenas de mulheres com câncer de mama. Passei milhares de horas com elas e suas famílias durante o tempo em que aprendiam a lidar com a doença e seu tratamento. Fiquei, por muito tempo, sentada ao lado da cama enquanto mulheres morriam dessa doença, e depois fiquei de luto com seus maridos e filhos. Sempre tive muito respeito pelo poder do câncer de mama e nunca subestimei sua força e seu ardil.

Meu estilo com minhas pacientes sempre foi o de ter poucas barreiras rígidas e de compartilhar relacionamentos humanos, mas meu diagnóstico destruiu qualquer parede que ainda houvesse entre nós e configurou o novo paradigma para realmente trabalharmos juntas. Tanto nas sessões individuais como nos grupos, unidas, compartilhando nossas forças, nos viramos para encarar a "fera". Reconstruímos nossas vidas, e em um dado momento, chegamos a apreciar a clareza que o câncer traz. Minha própria visão se expandiu gradualmente e incluiu uma vida paralela: terapeuta e paciente, doadora e recebedora de cuidados. Passei a dar preferência a ficar mais com minhas pacientes do que com meus colegas de profissão. Eu tinha uma vida dupla.

Nós, que trabalhamos por muitos anos em oncologia, aprendemos as lições que nossos pacientes nos ensinam. Sabemos que a vida é frágil e efêmera. Sabemos que não há segurança real, que nossa persistência em dietas saudáveis, exercícios e gerenciamento do estresse são ilusões de controle. Entendemos que não há diferenças reais entre nós e nossos pacientes, exceto porque eles já rece-

Minha jornada pessoal

beram o diagnóstico de uma doença que ameaça suas vidas. Um amigo cirurgião diz a seus pacientes: "Estamos todos em estado pré-operatório". Diferentemente da maioria das pessoas, passamos nossos dias de trabalho imersos em doença e morte, e apreciamos muito o fato de que a vida pode mudar ou terminar em um instante. Negar não é uma opção.

Há algo mais. Nós, que trabalhamos há muito tempo em oncologia, sejamos doutores, enfermeiras ou assistentes sociais, acreditamos, em um nível mágico do subconsciente, que temos um acordo com os deuses. É claro que entendemos intelectualmente que isso não é verdade, mas em nossos corações o pacto foi selado. Aceitamos cargas aparentemente infinitas de tristeza, carregamos a esperança dos outros, fazemos, doamos e sabemos que uma única pessoa pode fazer a diferença. Isso supostamente nos daria, e àqueles que amamos, proteção.

Por muitos anos, tanto em minha vida profissional quanto na pessoal, eu dizia: "Quando eu tiver câncer de mama...". Quando meus pacientes perguntavam se já tinha passado pela experiência, eu sempre respondia: "Ainda não". Às vezes sentava com meu grupo de apoio e me perguntava como cada uma daquelas mulheres descobriu que tinha câncer e como eu descobriria quando tivesse o meu. Por que eu me sentia assim? Minha mãe teve câncer de mama com aproximadamente sessenta anos. Foi tratada, ficou bem e ninguém mais em minha família teve câncer de mama ou nos ovários. Quase nenhum dos meus parentes distantes teve algum tipo de câncer.

Ninguém me consideraria parte de uma família de alto risco. Ser filha de uma mulher que teve câncer de mama pós-menopausa não aumenta sensivelmente o risco de alguém. Por que eu tinha tanta certeza?

Por que eu estava tão despreparada para o que me aconteceu doze anos depois?

Durante o outono de 1992 e o início do inverno de 1993, me senti um pouco mal. Não havia nada que eu pudesse identificar, nem mesmo algo que eu conseguisse descrever. Havia apenas a certeza de que algo estava errado. Em fevereiro de 1993, descobri a razão do meu constante mau pressentimento. Logo cedo, ainda meio dormindo, me alonguei e minha mão caiu direto em um caroço em meu seio esquerdo, que não estava lá anteriormente. Havia anos eu já era compulsiva sobre autoexame, fiz mamografias precoces e conhecia o formato dos meus seios, naturalmente encaroçados. Este era diferente. Neste instante de reconhecimento, meu cérebro, coração e estômago reagiram juntos. Eu sabia.

19

Câncer de Mama – Um guia prático para a vida após o tratamento

Daí em diante, ouvi várias mulheres contando que sabiam que algo estava errado antes que o câncer de mama fosse detectado. Uma mulher me contou que sentiu um odor estranho durante os meses que precederam seu diagnóstico, e que ele desapareceu quando o tumor foi retirado cirurgicamente. Outra contou que teve um sonho no qual encontrava um caroço. Ela acordou em pânico e tocou o local do seio onde o caroço do sonho estava. Lá havia um caroço real e era câncer.

Certamente muitas mulheres descrevem o oposto. Dizem: "nunca me senti tão bem em minha vida quanto na época em que meu câncer de mama foi encontrado". Somos todas diferentes, mas hoje tenho um profundo e constante respeito pelo instinto feminino sobre o próprio corpo. Quando alguém me diz que tem certeza de que algo está errado, escuto atentamente. Frequentemente ela está certa.

Como eu trabalhei tantos anos com mulheres que tiveram câncer de mama, estava bem informada sobre os problemas e o impacto da doença. Conhecia as opções de tratamento, os efeitos colaterais, as estatísticas e os riscos de recorrência. Sabia que o câncer de mama é uma doença familiar. Tinha ciência das batalhas profissionais, preocupações sobre a falta de segurança e com as mudanças nas perspectivas de vida. Sabia que amizades mudam com frequência, que casamentos às vezes estremecem, que a sexualidade e a autoestima são sempre abaladas. Pensei que soubesse tudo a respeito.

O meu diagnóstico de câncer de mama me fez cair de joelhos.

A primeira lição foi que eu não sabia absolutamente nada sobre como era se sentir tendo um câncer de mama. Trabalhar com outras mães não me preparou para ter de contar para minhas filhas sobre meu diagnóstico. Conversar com outras filhas não me preparou para ter de contar para minha mãe que seu pior pesadelo, o de ver o câncer se estender na próxima geração, tinha se tornado realidade. Falar com outras esposas não me preparou em nada para ter a consciência de que meu amado poderia, algum dia, estar com outra.

Mas, mesmo assim, com o término do tratamento, e com o passar seguro do tempo, conforme os anos foram passando, comecei a pensar menos sobre a recorrência. A preocupação nunca sumiu completamente, mas certamente diminuiu. Nunca me senti completamente segura, mas parei de ter medo. Nunca me ocorreu a preocupação de que eu poderia desenvolver um segundo câncer de mama primário, não relacionado com o primeiro. Em abril de 2005, foi exatamente isso que aconteceu.

Pelo menos para mim, o câncer foi muito diferente na segunda vez. O medo paralisante que me lembro claramente sentir em 1993 e nos anos seguintes

Minha jornada pessoal

não estava lá. Vivi com câncer por tanto tempo que ele parecia fazer parte da minha respiração, e não um terrível intruso. Mas talvez tenha sido mais triste na segunda vez. Eu me senti vulnerável, ciente da minha frágil mortalidade e da falta de confiança em meu corpo. Tinha a dolorosa consciência da maravilha que é estar viva e da possibilidade de o câncer roubá-la de mim prematuramente.

Mais uma vez, trabalhando durante os meses de tratamento, senti que estava colocando "o câncer em um pedestal" ou "o câncer em uma redoma de vidro". Mais do que meus colegas de profissão, desta vez foram minhas pacientes que ficaram traumatizadas. Elas esperavam que eu as ajudasse. Por anos fui metaforicamente o contrato de seguro da comunidade, meus mais de dez anos de boa saúde servindo como um talismã para todos nós.

O câncer de mama número dois tem sido bem diferente do primeiro. Fisicamente mais difícil, mas mais fácil em alguns aspectos. Minhas filhas estão adultas agora, e meu marido e eu gerenciamos um lar menos complicado. Sou uma paciente veterana de quimioterapia e soube exatamente a melhor forma de cuidar de mim mesma. Obviamente, ser especialista na condição de paciente de câncer não significa que ele é algo de que eu goste ou aceite. Durante 2005 senti ódio de precisar de coisas para cobrir a cabeça e de ser impossível passar máscara quando não se tem cílios. Estava fisicamente muito mal e sentia náusea dia após dia. A diferença principal, entretanto, tem sido minha longa experiência em viver com a sombra do câncer. De certa forma, tem sido passar novamente por algo que já conheço.

Sei, desde 1993, que o objetivo tem de ser viver como se o câncer nunca fosse retornar. Viver de outra forma leva à ansiedade e à tristeza, significa que o câncer venceu – voltando ou não. Apesar dos vários anos de boa saúde, estou recomeçando minha lenta jornada de sobrevivência.

Sou abençoada por passar meus dias com mulheres que estão aprendendo comigo a viver, e a viver bem, apesar da sombra do câncer de mama. Minha experiência recente de um segundo câncer de mama reforçou as ligações entre nós. O apoio e afeto que recebi de minhas pacientes, presentes e passadas, foi de valor inestimável para que eu pudesse enfrentar o câncer novamente. Com o crescente número de sobreviventes que vivem uma longa vida após o tratamento, o foco da atenção muda. Tudo sobre a vida da mulher é transformado pela experiência, e as dificuldades físicas e psicológicas podem ser grandes. Todos esses aspectos da sobrevivência devem ser apreciados pelo que são: os frutos da dor e as recompensas por se estar viva.

Capítulo 2

Fim do tratamento: as primeiras semanas

Neste momento você está física e emocionalmente exaurida. Pode estar careca, com queimaduras e pesando sete quilos a mais ou cinco a menos do que pesava no início. Quando se olha no espelho não gosta do que vê. Muito provavelmente não se sente você mesma. Precisou utilizar toda sua força e resistência para chegar até aqui e, mesmo assim, ainda tem que encarar uma longa e incerta estrada rumo à saúde. É uma doença realmente difícil, que faz que se sinta muito pior ao fim do tratamento do que no dia do seu diagnóstico.

Completar o tratamento ativo contra o câncer de mama é uma experiência única e pessoal. De repente, você é parabenizada e é abruptamente devolvida ao mundo dos saudáveis. E, certamente, você não se sente bem e sabe que permanecerá "quimicamente alterada" por algumas semanas. Mesmo o dia do fim do seu tratamento, circulado em vermelho no seu calendário há meses, é encarado com certo receio. Talvez você se surpreenda por não ter vontade de celebrar. Pode encarar a última quimioterapia ou radioterapia com incerteza e até mesmo com tristeza.

Embora os meses de tratamento tenham passado muito lentamente, e embora você tenha sonhado com este momento por muito tempo, é provável que não esteja verdadeiramente preparada para deixar para trás tudo o que implica ser uma paciente. É um momento importante, um dia para ser lembrado e levado em consideração, mas não é uma ocasião festiva. Durante os meses de tratamento muitas mulheres acham que vão se sentir felizes no último dia. Às vezes se ima-

Câncer de Mama – Um guia prático para a vida após o tratamento

ginam trazendo bolo ao departamento de radioterapia ou indo jantar com amigos nessa noite. É muito provável que você se sinta assim, mas não se surpreenda caso, em vez de alívio, você sinta medo e até mesmo desapontamento.

Leve em consideração planejar e realizar um ritual para marcar este momento de passagem. Grandes alegrias e celebrações podem não ser apropriadas, mas este é um momento muito importante, e é saudável celebrá-lo de forma significativa. O ponto principal de um ritual é honrar uma grande experiência. Seu diagnóstico e tratamento contra o câncer foram um dos períodos mais significantes de sua vida. Pode ser muito saudável honrar o que você passou com um ritual ou uma cerimônia apropriada. Isso pode marcar o fim do período de crise aguda e ser uma ponte ao retorno gradual para sua vida. Você pode desejar passar este momento sozinha, com sua família ou com mulheres que conheceu durante o tratamento.

A variedade de rituais é tão grande quanto o número de mulheres que desejam fazê-los. Algumas mulheres sentem satisfação plantando uma árvore ou mudas de plantas. Uma jovem convidou os amigos e fez uma festa no jardim para marcar o fim do seu tratamento. O ingresso era uma planta, e, durante a festa, todos os presentes ganhos foram plantados em nome da confiança no futuro. Conheci outras que caminharam por uma praia e foram reconfortadas pela eternidade do oceano. Uma mulher reviveu o que achava mais gostoso em sua infância, tomando uma *banana split* inteirinha. Soube de mulheres que pediram para que fosse rezada uma missa ou que viajaram até uma igreja ou santuário especial para agradecer e rezar por sua saúde. Nancy andou em uma floresta, pegou algumas pedras e deu a cada uma delas o nome de um de seus medos. Depois pegou cada pedra, disse o nome do medo em voz alta e a atirou para bem longe.

Algo parecido pode ser escrever seus medos, ou um momento doloroso, na areia da praia perto da maré e observar o movimento das ondas apagá-los. Karen fez esse ritual e me contou a seguinte história: "Primeiro escrevi 'câncer, desapareça' na areia e esperei por uma onda. A primeira depositou um caranguejo morto bem em cima da palavra câncer. Fiquei muito sensibilizada e aliviada quando a próxima onda levou ambos embora. Soube então que alguém estava prestando atenção".

Eu reuni todos os vidros de remédio que acumulei durante todos os meses de tratamento, alinhei-os cuidadosamente na entrada da garagem e depois passei com meu carro por cima deles. Senti imensa satisfação ao dar adeus a essas drogas!

Fim do tratamento: as primeiras semanas

Em 1993, meu tratamento incluiu uma biopsia, uma ampla excisão (ou lumpectomia), a retirada de uma amostra dos nódulos axilares embaixo do meu braço, quimioterapia e radioterapia como parte de um estudo clínico. A quimioterapia e a radioterapia foram feitas concomitantemente. A quimioterapia começou primeiro e, no 15º dia do Ciclo 1, começaram as seis semanas de radioterapia. A questão de interesse clínico para os médicos era se o tratamento concomitante intensificaria o efeito da radioterapia e se doses de drogas quimioterápicas poderiam ser mantidas ou mesmo aumentadas dentro desse contexto. Para mim, o atrativo do experimento era que o tempo total de tratamento era menor do que seria se cada tratamento fosse feito independentemente. Eu faria "apenas" seis meses de tratamento em vez de nove. Também me contentava em receber o tratamento mais agressivo disponível na época.

Com o passar dos meses, fui me sentindo cada vez mais cansada e doente. As semanas de radioterapia passaram rápido, mas minha pele ficou muito queimada, e acabei tendo que ser medicada com uma pomada viscosa e usar chumaços de gaze dentro de uma rede esquisita que eu passava por cima da cabeça até que cobrisse meu peito vermelho que não parava de chiar. Uma das drogas da minha quimioterapia era a Cytoxan, em pílulas, e fiquei impressionada com o poder que ela tinha de antecipar a náusea. Por volta do quarto ou quinto mês, apenas olhar para o frasco de remédio ou segurar o remédio na mão já estimulava a náusea seca. A hipnose ajudou um pouco em relação à náusea, mas o poder da mente foi demonstrado por algo que aconteceu próximo ao fim do meu tratamento. Eu estava diante da máquina de lavar roupas e abri uma nova caixa de sabão. Ele era branco com pontinhos azuis, exatamente da mesma coloração das pílulas de Cytoxan. Imediatamente vomitei dentro da máquina de lavar!

Durante todo o tempo, fiz força para manter a fantasia de que estava no controle e que a vida era mais ou menos normal. Ou seja, ia para o trabalho todos os dias, levava minha filha e suas amigas de carro até o shopping, saía nos fins de semana e, ocasionalmente, fazia o jantar.

Revendo aquele período, percebo que me prejudiquei muito em não ter reduzido minhas obrigações, não ter ido um pouco mais devagar e não ter aprendido a ser mais amável comigo mesma. O preço da minha falta de limite foi a exaustão física e emocional. Tive que me arrastar até o final e não conseguia entender por que me sentia tão mal. Era quase impossível me lembrar do que disse a tantas mulheres que descreveram a mesma sensação de desespero ao fim de seu tratamento ativo.

Câncer de Mama – Um guia prático para a vida após o tratamento

Terminar a quimioterapia pela segunda vez, em 2005, foi apenas um pouco mais fácil. No tratamento do segundo câncer houve cirurgia, quatro meses de quimioterapia e terapia hormonal. Tentei muito me lembrar do que aprendi na primeira vez sobre ser mais amável comigo mesma e até li um pouco deste capítulo com essa finalidade. Mas novamente decidi trabalhar durante o tratamento, entretanto, faltava quando necessário e diminuí a carga horária de alguns dias. Como não tinha mais crianças morando em casa, era possível diminuir o ritmo e ignorar muitas das tarefas domésticas. Desisti das atividades sociais semanais a favor de ir para cama mais cedo e usei meu tratamento como desculpa para evitar uma gama de responsabilidades. Mas, mesmo com o novo plano de ação, eu estava exausta e cada vez mais ressentida com minha aparência e com meus limites físicos. Senti meu mundo diminuir quando cancelamos planos de viagens maravilhosos, me sentia irritada, horrorosa e descrente de que a vida poderia melhorar. Ser uma paciente veterana e perita em assuntos após o tratamento não facilitou muito minha vida.

Às vezes só percebemos mais tarde que os dias iniciais não foram administrados corretamente. Sara, uma professora universitária de 54 anos, veio conversar comigo por vários meses após ter completado os tratamentos de quimioterapia e radioterapia. Ela dizia que se sentia cada vez pior psicologicamente enquanto se fortalecia fisicamente, e identificava esses sentimentos como coincidentes com o fim do tratamento. Agora que ela "deveria" se sentir melhor, chorava à toa, se sentia frágil e furiosa com várias pessoas que a amavam. Sua raiva mais intensa, para seu horror, era contra seu marido, que "a apoiou maravilhosamente" durante sua provação. Conforme conversávamos sobre ele e seu relacionamento, obviamente positivo, ela contava que ele a acompanhava em todas as consultas, chorava com ela, a abraçava e a ajudava a sentir que não estava passando pelo câncer sozinha.

Foi apenas quando pensamos juntas sobre as reações dele ao fim do tratamento dela, que ela começou a entender as raízes de sua raiva. Na noite do dia final da radioterapia, ele a surpreendeu com reservas para irem a um restaurante que era especial para ambos, e insistiu para que fossem juntos "celebrar". Ela estava exausta e confusa demais para recusar o convite na ocasião, mas a noite não correu bem, e ela continuava ofendida semiconscientemente por ele achar que aquilo tinha sido uma "celebração". Ela entendeu que, desde aquele dia, ele tinha agido como se ela "tivesse vencido o câncer e deveria estar feliz por isso". Ela, é claro, vivia com um constante mau pressentimento, ansiedade e

Fim do tratamento: as primeiras semanas

verdadeiro pesar. Ela achava que a falta de compreensão dele pelos sentimentos dela era uma total falta de empatia, um abandono emocional no momento em que ela mais precisava dele. Conforme ela entendeu essa dinâmica, e começou a conversar com o marido a respeito de seus sentimentos, seu estado emocional foi melhorando.

Julia conversou comigo alguns meses após terminar seu tratamento e fez a seguinte descrição: "Veja como me sinto: furiosa, exausta, com os sentimentos à flor da pele, assustada, triste e gorda". Assim como Julia, é provável que você sinta alguns ou muitos desses sentimentos durante os próximos meses. A intensidade deles faz que você se sinta fora de controle. A montanha-russa dos seus humores e sentimentos é assustadora enquanto você se pergunta, se algum dia, se sentirá mais equilibrada. Neste livro, por muitas e muitas vezes, vou assegurar que todos esses sentimentos são normais e que, com o passar do tempo, você se sentirá gradativamente melhor.

Pense nos primeiros dias após descobrir que tinha câncer de mama. Na época você provavelmente achou que seu mundo virou de ponta-cabeça. O terror e o medo a dominavam. As horas pareciam intermináveis e você se perguntava como conseguiria enfrentar o primeiro dia, a primeira semana, os meses de tratamento à sua frente. Você não conseguia ver os anos após o tratamento. O restante do mundo e todas as coisas que normalmente a interessavam e ocupavam seu tempo ficaram completamente sem importância. Você apenas conseguia pensar sobre seu diagnóstico e os sentimentos que a dominavam. Parecia que você não passaria nem uma hora, quem dirá um dia inteiro, sem pensar no seu câncer. Era seu último pensamento à noite e o primeiro da manhã. Era provavelmente seu único pensamento nas longas horas acordada no meio da noite.

Você pode ter tido dificuldade para dormir, ou até mesmo não conseguido dormir à noite, ou ter acordado durante a madrugada cheia de preocupação. Algumas mulheres se lembram de passar as horas de insônia planejando quem cuidaria de suas crianças após sua morte ou qual música queriam que fosse tocada em seu funeral. Uma mulher disse que passava regularmente das 2 às 4 horas da manhã avaliando as mulheres que ela conhecia como potenciais futuras esposas para seu marido. Você pode ter perdido o apetite ou, talvez, não conseguisse parar de comer. Pode ter contado a todas as pessoas que encontrava sobre seu diagnóstico de câncer ou, talvez, tenha achado difícil contar até mesmo para sua família e amigos próximos. Informações e escolhas médicas, vocabulário sobre câncer, estatísticas assustadoras e a necessidade de tomar decisões sobre o tratamento provavelmente não saíam do seu pensamento. Você pode ter recebido uma quantidade enorme de material de leitura e conselhos dos seus amigos ou pode ter escolhido ler apenas o que seus médicos lhe deram. Deve ter chorado muito e se perguntado se, algum dia, você ia voltar a sorrir e se sentir como você mesma. Sua vida estava fora de controle.

Sabemos, por meio da teoria da crise psicológica, que uma crise aguda não pode durar mais do que algumas semanas. Não importa qual seja o estresse nem a situação, os seres humanos têm uma capacidade incrível de recuperação e adaptabilidade, e com o tempo começam a encontrar uma maneira de viver com as novas circunstâncias de suas vidas. Situações e problemas que inicialmente parecem impossíveis de se tolerar começam a parecer quase normais. As pessoas encontram, de alguma forma, recursos psicológicos e práticos para continuar vivendo e desenvolvem novas rotinas e perspectivas para prosseguir. Uma amiga, cuja filha estava sendo tratada contra leucemia, me disse: "Você se acostuma com qualquer coisa". Olhando para trás, verá que isso é verdade para você também.

Se você teve sorte, durante as primeiras semanas de muitas consultas médicas, decisões difíceis e fortes emoções, alguém garantiu que você se sentiria melhor com o passar do tempo e com o início de seu tratamento. É pouco provável que você tenha acreditado no mensageiro na época, mas depois descobriu que era verdade. Por mais difícil que seja para uma mulher recém-diagnosticada com câncer acreditar, a vida começa a melhorar relativamente rápido. Você escolheu seus médicos, decidiu sobre sua cirurgia e outros tratamentos, e, aos poucos, uma rotina foi criada e isso lhe deu um pouco mais de controle. Você aprendeu o que esperar após um tratamento de quimioterapia e quais drogas contra náusea funcionam melhor para você. Se você perdeu os cabelos, encontrou uma peruca, chapéus, echarpes e a coragem de sair em público. Após um tempo, você provavelmente parou de cobrir a cabeça dentro de casa e descobriu, para sua surpresa, que suas crianças até gostam da sua cabeça careca.

Carol, uma psicóloga de sessenta anos, conversou comigo na manhã seguinte do seu último dia de radioterapia. Ela começou dizendo não ter um lugar especial para ir, nenhum plano especial para o dia. Após semanas acordando para consultas às 8 horas da manhã, de repente tinha uma manhã livre. Ela contou: "Todos estão me dando os parabéns por ter conseguido terminar o tratamento, e eu sinto que apenas comecei. Minha filha me perguntou se me sinto 'aliviada', e me perguntei, 'aliviada em relação a quê?' Ela acha que como todos os tratamentos terminaram, eu devo estar curada. E eu me pergunto se a

Fim do tratamento: as primeiras semanas

cirurgia retirou mesmo todo o câncer ou se, por causa de dois nódulos linfáticos positivos, há ainda algum câncer flutuando dentro do meu corpo. Meu filho e sua noiva me deram os parabéns, e, embora me sinta melhor por ter tolerado tudo relativamente bem, não tenho certeza de ter tido algum sucesso! (Não é normalmente nestes momentos que somos parabenizados?) Quando insisto em perguntar a meu marido se o câncer vai retornar, ele, com seu jeito calmo, me diz que provavelmente estou bem.

Se eu pudesse ter a certeza de que o câncer tinha sido curado, acho que poderia vê-lo como um período isolado em minha vida. Mas não acho que isso seja possível. Mesmo havendo pessoas que conseguem fazer isso, ter um câncer é uma experiência que muda a vida de uma pessoa – então como poderia ser visto como 'isolado' do restante da vida de alguém?"

Os meses de tratamento foram difíceis. Carol descreveu eloquentemente algumas das razões pelas quais os meses seguintes ao tratamento também são difíceis. Enquanto você lida com a quimioterapia, a radioterapia ou se recupera de uma cirurgia, aprende a ouvir seu corpo. As necessidades físicas são primárias. Viver diariamente com fadiga, náusea e dor a forçam a prestar muita atenção à estrutura de seus dias e a planejar como utilizar sua energia física e seus recursos da melhor forma. Você prioriza suas tarefas; pode até ter mudado suas horas de trabalho. Aceitou ofertas de ajuda e até aprendeu como pedir assistência. Você conseguia! Quando seu tratamento termina e você não precisa mais combater intensos sintomas físicos, várias consultas médicas e uma agenda repleta com câncer, perceberá que todo o restante da sua vida precisa de atenção. Provavelmente também perceberá que vai começar, aos poucos, a saber como lidar com sua vida em toda sua angústia e glória.

Muitas mulheres descobrem que, durante os meses de tratamento ativo, são tão consumidas por suas necessidades e exigências físicas que têm pouca energia para as questões psicológicas que o câncer de mama traz. Durante anos fui facilitadora de um grupo de apoio para mulheres que faziam quimioterapia adjuvante: quimioterapia aplicada no contexto em que não há câncer remanescente, mas como uma política de segurança de proteção contra qualquer célula com câncer que possa estar no corpo. O grupo é um local em que elas se sentem compreendidas e conseguem informações importantes quanto a seu tratamento e quanto a lidar com seu dia a dia. As mulheres desse grupo normalmente sentem que não conseguiriam passar por tudo sem ele ou sem a companhia carinhosa das outras integrantes.

Câncer de Mama – Um guia prático para a vida após o tratamento

Há alguns anos, quatro mulheres que participavam desse grupo de apoio me perguntaram se poderiam se encontrar comigo em outro horário. Disseram que sentiam a necessidade de seguir adiante, que as preocupações expressas pelas mulheres que acabavam de ser diagnosticadas e que estavam embarcando em quimioterapia eram diferentes daquelas que elas tinham agora. Para surpresa delas, estavam passando por momentos mais difíceis emocionalmente do que tinham passado durante o tratamento. Que tal um grupo de apoio pós-tratamento?

Então comecei um novo grupo de apoio pós-tratamento, e ele ficou tão cheio que tivemos que dividi-lo em dois. Esses dois grupos, com população flutuante, continuam desde então, e fico sempre comovida com o que ouço nessas sessões. É claro que, sendo completamente honesta, as preocupações das mulheres que estão tentando saber como viver suas vidas após o câncer de mama são algumas das mesmas preocupações contra as quais ainda luto. Minha identificação com elas e com os grupos é muito forte. Continuo a ser lembrada semanalmente de que a maioria começa a lidar com o impacto psicológico da doença apenas após meses de tratamento ativo. Muitas e muitas vezes, elas contam que essa transição é a parte mais difícil e que há poucos sinais ou guias para indicar o caminho.

Uma de minhas pacientes descreveu o período do diagnóstico. Ela disse que sentia "a tempestade perfeita", cheia de pânico, caos e terror. Os meses de tratamento que se seguiram, disse ela, são como levar uma balsa por um canal: devagar e estável, sendo guiada pelas margens, a rota clara à sua frente. Mas o término do tratamento é como chegar ao fim do canal e ao mar aberto. O tempo pode estar claro ou tempestuoso, as previsões não são confiáveis, e você está navegando sozinha.

Mas navegar é preciso. Uma de minhas pacientes descreveu um sonho que expressou claramente seus sentimentos ao fim do tratamento. Nele, ela estava em uma sala com alguns amigos que queriam conversar com ela sobre câncer. Ela tentava o tempo todo mudar de assunto, até perceber que teria de sair dali. Conforme ela se virou para correr, descobriu que estava usando um par de tênis e que seus cadarços estavam amarrados um no outro. Ela estava presa. Por mais que você tente, não conseguirá deixar sua experiência com o câncer para trás. Fugir correndo não ajudará!

No período do diagnóstico inicial, você pode receber uma grande quantidade de informação e conselhos. Há livros excelentes para ajudar a passar por esse período difícil. Há poucos escritos sobre o que acontece depois. Você pode se sentir muito só.

Fim do tratamento: as primeiras semanas

Este livro é sobre sua nova vida. Você nunca será novamente a mulher que foi antes de ter câncer. Sua vida nunca mais será a mesma. Sonhar não fará que ela volte. Em vez disso, você encontrará, com tempo, seu caminho rumo a algo diferente. Christine descreveu assim: "Quando penso em mim mesma e como sou agora, eu diria que sou 'um espírito em ascensão' ou algo assim. Minha vida após o câncer de mama é uma jornada constante de descoberta de quem sou agora e quem serei no futuro. Acho que nunca terminará, porque tudo que me sensibiliza é visto sob novo *insight*. A pessoa que sou agora continua a evoluir e evoluirá eternamente, guiada silenciosamente por minha experiência com o câncer de mama".

É difícil encontrar palavras para descrever essa nova vida. Anna chamou de: "a dor penetrante da vida após o câncer de mama". Kay descobriu que acrônimos de três letras são muito utilizados em salas de bate-papo no computador e começou a chamar sua situação de "vida acm" ou "vida após o câncer de mama". Pat disse: "uma nova consciência de vida que traz a compreensão do que é importante para mim, quem é importante para mim e o que quero fazer com minha vida desde que sei que a doença pode retornar e acabar com ela".

Qualquer grande experiência de vida nos transforma, e o câncer de mama certamente a transformou, física, emocional e espiritualmente. Você não terá a aparência igual, nem mesmo quando o cabelo voltar a crescer, terá cicatrizes que não tinha antes disso tudo começar. O que foi normal e rotineiro se torna o que mais queremos, mas com o qual não podemos contar necessariamente. Você analisará o que é "normal" de forma diferente; Denise o chama de "normal *plus*". Você aprendeu muito sobre sua capacidade de ter força, coragem, empatia e amor. Certamente toma decisões e faz escolhas de vida de forma diferente do que faria se o câncer não tivesse acontecido. Anos atrás trabalhei com um psiquiatra que gostava de dizer, "os adultos crescem quando caem no buraco". O que ele queria dizer é que todos nós nos fixamos em nossas formas de ser e resistimos, com intensidade maior ou menor, à mudança. Crescemos com a dor quando somos forçados a isso. Você sofreu e cresceu com isso. Seu novo eu é um "eu" novo que se expandiu para aguentar essas experiências. Esse "eu" se tornará confortável, familiar e muito amado com o tempo.

Mas agora esse tipo de força, que a recuperou e revigorou, deve estar no futuro. Em vez de sentir que voltaram para suas vidas normais depois de alguns meses após o tratamento, muitas mulheres se sentem mais assustadas, tristes e fora de equilíbrio emocional do que nunca. Mary Ellen descreveu assim: "Então essa deve ser a fase três. Estou entendendo coisas sobre a minha família, meus

31

Câncer de Mama – Um guia prático para a vida após o tratamento

amigos e sobre mim mesma. Acho que o câncer realmente traz à luz muitas coisas para as quais você não está preparada, além do medo básico de morrer". Karen sonhou que ela e seu marido eram passageiros de um avião sem piloto. De mãos dadas, eles fecharam os olhos e confiaram em um pouso seguro. Todos nós precisamos nos esforçar para ter esse tipo de confiança no futuro.

Muitas de nós têm dificuldade com a linguagem hoje em dia. Qual é a palavra correta a se usar? Você tem câncer? Será que a palavra "teve" é melhor? Você é uma sobrevivente, ou essa palavra faz que você tenha um mau pressentimento e fique nervosa? Por mais que pareça tolo, as palavras são importantes. Elas são a forma com a qual você se apresenta e se define para o mundo. Você encontrará a linguagem que é melhor para você, ela pode evoluir e mudar com o tempo. Eu me sinto muito desconfortável com a palavra sobrevivente. Normalmente, digo algo como, "já tive câncer de mama duas vezes, em 1993 e em 2005". Essa frase faz que me sinta mais segura.

Mesmo tendo odiado a radioterapia e a quimioterapia, elas trazem consigo um senso de segurança. Como qualquer câncer poderia crescer em seu corpo enquanto esses químicos poderosos estavam dentro de você? Como qualquer célula com câncer ainda existente em seu seio poderia sobreviver à radioterapia? Mas, agora com o tratamento completo, muitas mulheres ficam preocupadas e apreensivas sobre sua saúde. E se houver uma única célula se escondendo em algum lugar? Será que a quimioterapia funcionou? Como alguém pode saber se funcionou? Como meus médicos farão meu acompanhamento e como saberão se o câncer voltar?

Como cada câncer e cada tratamento é único para cada mulher, a recuperação de uma nunca será um exato paralelo à de outra. A combinação única de cirurgia, radioterapia, quimioterapia ou terapia hormonal a que você se submeteu influenciará até certo ponto o curso de sua recuperação.

Mulheres que não receberam quimioterapia, mas cujo tratamento envolveu cirurgia com ou sem radioterapia e terapia hormonal – normalmente tamoxifeno – encaram uma adaptação um pouco diferente. Embora tenham sido poupadas dos rigores da quimioterapia, elas tiveram menos tempo e reconhecimento público pelo que passaram. Ninguém gosta de ficar careca e de se sentir mal, mas essa realidade significa que as pessoas ao seu redor veem o que você está passando. Como a quimioterapia é aplicada normalmente por um período entre três e seis meses, você também teve tempo para se adaptar como paciente com câncer de mama e a processar os fortes sentimentos que sempre acompanham o diagnóstico.

Fim do tratamento: as primeiras semanas

Mas as mulheres que não passaram pela quimioterapia às vezes acham que suas famílias e amigos têm relativamente pouca compreensão da experiência pela qual passaram. Durante o tratamento delas, qualquer efeito colateral ou cicatriz fica oculto para o mundo exterior. Queimaduras de pele causadas pela radioterapia e cicatrizes de cirurgia, mesmo as da mastectomia, são invisíveis. E como a maioria das mulheres faz força para manter suas responsabilidades e rotinas normais, é fácil para os outros minimizarem o impacto de sua experiência.

Além disso, mulheres nessa situação podem sentir que não têm direito a reclamar porque não sofreram os rigores da quimioterapia. Quando estão em um grupo de apoio, ou em uma sala de espera com outras que tiveram, elas podem se sentir excluídas ou sentir que sua "sorte" as isola das outras pacientes de câncer de mama. Pode haver um senso inapropriado de hierarquia de câncer que funciona nas duas direções. Por um lado, é melhor ter tido um câncer em estágio inicial ou até mesmo pré-invasivo (DCIS ou LCIS). Por outro lado, ter um câncer de alto risco com múltiplos nódulos linfáticos positivos e tratamento pesado pode "superar" a experiência de qualquer outra. É importante lembrar que a sensação de ter câncer de mama é completamente independente do tratamento. Mulheres que tiveram um tumor bem pequenininho extraído e que precisaram apenas de radioterapia podem ter os mesmos sentimentos que mulheres com câncer de alto risco que precisaram de terapias múltiplas, incluindo transplante de célula-tronco. Qualquer tipo de câncer e qualquer tipo de tratamento é sempre ruim!

Mulheres que passaram por tratamentos mais extensivos podem achar mais fácil expressar suas dificuldades. Sandy, uma assistente social com 37 anos, disse: "Faz quatro meses que terminei minha radioterapia. Para mim, terminar o tratamento levantou muitas questões. Estou tentando entender onde e como me encaixo no mundo. Fui uma paciente de câncer por dez meses, e agora só vou ter uma consulta médica daqui a quatro meses. É um período confuso".

"Minha companheira quer que eu aumente minha poupança complementar de aposentadoria. Embora eu tenha desejo e esperança de viver até minha aposentadoria, disse a ela que não poderia fazer isso este ano, mas que faria no ano que vem. Tenho vontade de fazer tudo o que quero neste ano, serei mais responsável no ano que vem. Minha esperança é de que tudo fique mais fácil com o tempo, embora sempre haja preocupação e incerteza. Aprender a viver com isso, enquanto não me limito a viver apenas no presente, é meu objetivo."

Ao completar o tratamento, muitas mulheres se sentem abandonadas pela equipe de saúde que cuidou delas. Visitas frequentes a médicos, enfermeiras e

Câncer de Mama – Um guia prático para a vida após o tratamento

técnicos em radioterapia foram reconfortantes. Sempre havia alguém disponível para responder a uma pergunta e para dar segurança em relação a algum medo. Caso seus tratamentos tenham exigido muito de seu corpo, e especialmente se você mudou suas rotinas sociais e de trabalho, esses contatos médicos podem ter se tornado as relações mais importantes da sua vida por meses. E agora?

Você também está descobrindo que o retorno à vida com boa saúde é lento. Muitas mulheres esperam se sentir bem imediatamente. Seus amigos e sua família também esperam que elas voltem ao normal e que assumam novamente as tarefas e responsabilidades que abandonaram durante o tratamento. Se você perdeu seu cabelo, está extremamente impaciente para que ele cresça até o tamanho normal. Mas o crescimento capilar vai parecer extremamente lento, e o novo cabelo pode ser bem diferente. Além dos cachos comuns após a quimioterapia (que podem desaparecer após alguns meses), muitas mulheres acham que seus cabelos estão mais grisalhos ou que têm uma cor diferente da que se lembram. Escolher quando sair em público com seu novo cabelo curto é uma decisão importante.

É muito provável que você tenha estado tão focada em fazer seus tratamentos médicos e tão ocupada com a vida de uma paciente de câncer que não lidou com as questões psicológicas e da vida que tem que enfrentar agora. É completamente normal e oportuno se sentir deprimida, ansiosa e normalmente fora de sintonia com seus amigos e familiares. As preocupações deles podem muito bem parecer triviais para você, e pode ser difícil ser solidária com os problemas deles enquanto você se preocupa com sua sobrevivência. Jan, poucas semanas após sair do hospital, onde fez um transplante de medula por causa do seu câncer de mama de alto risco, foi com uma amiga pegar um carro novo. Durante todo o caminho até a concessionária, a amiga reclamou sobre a necessidade que tinha de comprar um carro grande para a família; ela chegou a dizer que estava de "luto" por não ser capaz de comprar o utilitário que realmente queria. Jan queria estrangulá-la!

Você foi mudada para sempre por seu diagnóstico e por sua experiência. Nunca terá sua vida antiga de volta. No entanto, você construirá uma vida que poderá, um dia, ser ainda melhor do que a anterior. Sentir-se-á como você mesma novamente; uma manhã você acordará e pensará: eu me lembro de me sentir assim. Esta sou eu. Você voltará a sorrir e a sentir prazer e alegria. Muitas de nós, na verdade, passamos a acreditar que nossas vidas são mais repletas e mais cheias de satisfação por causa do nosso câncer. Isso não é algo que uma mulher que acaba de ser diagnosticada possa acreditar. Mas você vai gradualmente perceber que isso é verdadeiro para você também.

34

Fim do tratamento: as primeiras semanas

Victoria, uma mãe e *personal trainer* de 45 anos, aconselha: "Dê algum tempo para você. Dos seis meses até um ano após o término do meu tratamento, tive dias muito difíceis e cheios de pânico. Eu me perguntava exatamente o que você está se perguntando: será que estarei aqui para ver minhas crianças se formarem no colegial ou faculdade, será que estarei no casamento deles? Eu me sentia muito insegura e precisava falar muito sobre minha experiência. Sei que deixei meus amigos loucos, porque sei que só tinha um pensamento na cabeça. Alguns dias me sentia dominada pela tristeza, e em outros me sentia muito feliz. Era um passeio de montanha-russa".

"Algo positivo é que, com o passar do tempo, você realmente consegue se sentir menos assustada e melhor emocional e fisicamente. Esta é uma jornada, e você precisa fazê-la. O caminho de cada uma é um pouco diferente. A cura acontece – só que não instantaneamente."

O câncer de mama é um toque de despertar. É a entrega de uma carta especial que diz: "Você também é mortal. Algum dia você vai morrer". Todas nós desejamos muito ter a sorte de viver até uma velhice madura e saudável, mas sabendo que isso pode não acontecer, então, afortunadamente, temos a oportunidade de rever nossas vidas. Acredito que uma vida bem analisada é a única que vale a pena ser vivida, e que o infortúnio de ter câncer de mama nos dá a oportunidade de criar a vida que realmente queremos.

Se o câncer de mama não deu essa oportunidade, o que dará? Se ele não mexeu profundamente com você e depois a devolveu à vida normal, o que poderia?

Judith Zorfass, consultora educacional e autora, escreveu um trabalho intitulado *Como encontrar meu ponto de equilíbrio*. Seu trabalho foi incluído em um livro de textos escritos por pacientes e sobreviventes do câncer que publicamos anualmente como parte do nosso Dia da Celebração Nacional à Vida/Sobreviventes do Câncer. Como acho que ela descreve muito bem o desafio de encontrar a normalidade, ou de aprender a se equilibrar em um mundo novo, pedi sua permissão para colocá-lo neste livro. A busca do equilíbrio que ela descreve não é a que você consegue nos primeiros dias ou semanas após o término do tratamento. Compreende que será um processo e que ele, em si mesmo, será tão válido quanto seu objetivo.

Como encontrar meu ponto de equilíbrio

Imagine uma bola grande. Há um longo pedaço de madeira em cima dela. Estou em cima da madeira tentando me equilibrar. Mesmo com os braços e as

Câncer de Mama – Um guia prático para a vida após o tratamento

pernas bem abertos, ando para a frente e para trás, para a frente e para trás, para a frente e para trás – primeiro me inclinando para a esquerda depois para a direita. O que estou tentando equilibrar é o que quero esquecer e o que quero lembrar, esperança e desespero, trabalho e diversão.

Para a frente e para trás. Esquecer e lembrar.

Às vezes esqueço por alguns minutos de minha mamografia anual pela qual fui diagnosticada com câncer. Quando celebro uma data importante com minha família, se estou fazendo um *brainstorm* com colegas de trabalho, jantando fora com meu marido e amigos ou me envolvendo com um bom livro, apenas por um nanossegundo, suprimo a verdade de minha mente. Oh, como eu gostaria de ficar nesse abençoado esquecimento. Mas a realidade do meu diagnóstico volta à minha consciência. Minha mente fica repleta de vívidas imagens de cirurgias recentes, consultas médicas, procedimentos e tratamentos. Para recuperar novamente meu equilíbrio, forço-me a fechar esse indesejado álbum de fotos.

Para a frente e para trás. Esperança e desespero.

Para ir em direção à esperança, lembro-me de um discurso sobre "pensamento positivo". Eu o repito muitas e muitas vezes, quase como se fosse um mantra: "Seu câncer foi detectado cedo. Você recebeu terapias muito fortes. Você tem-se ajudado comendo corretamente e se exercitando diariamente". Às vezes funciona. Mas, às vezes, mesmo essas palavras de estímulo não conseguem afastar o desespero. Uma forte apreensão me tira do equilíbrio. É então que uso um dos pensamentos que fazem que eu não sucumba ao pavor. Utilizo a sabedoria da minha filha, que aconselha: "porque desperdiçar um dia bom se preocupando com um possível dia ruim no futuro?". Concordando que não vou permitir que o câncer me roube o dia, retomo meu equilíbrio.

Para a frente e para trás. Trabalho e diversão.

Manter o equilíbrio entre trabalho e diversão deveria ser o mais fácil, pois, finalmente, aqui está algo que consigo controlar. Como tenho paixão e me identifico com meu trabalho, sou o estereótipo da *workaholic*. Tradicionalmente, a razão entre trabalho e diversão na equação da minha vida tem sido $8X + 3Y = $ Vida, sendo X trabalho e Y diversão. Mas então me faço a difícil pergunta: "Essa equação está realmente correta?" Por que tenho que multiplicar a variável do trabalho até o ponto de me sentir exausta e sobrecarregada? Tenho o poder de mudar a equação

Fim do tratamento: as primeiras semanas

para 3X + 8Y = Vida (*Life*). Então Y representa brincar com nossos três lindos netos, passar tempo com suas mães, nossas duas filhas maravilhosas, andar na praia de mãos dadas com meu marido, curtir com os amigos e procurar liquidações com minha irmã. Em minha nova matemática, reduzir o trabalho e aumentar a diversão ainda resulta em uma equação equilibrada.

Para a frente para trás. Para a frente para trás. Tentando manter meus braços abertos. Para a frente para trás. Para a frente para trás. Tentando não ir longe demais para um dos lados. Para a frente para trás. Para a frente para trás. Por quanto tempo posso tentar manter meu equilíbrio? Pelo tempo que eu for abençoada por estar aqui. É isso que as sobreviventes fazem.

Criar sua nova vida significa encontrar o equilíbrio em todas as áreas. Haverá dias em que você cairá. Haverá muitos dias em que você se sentirá abalada. Mas pode ter a certeza de que, com tempo, haverá mais e mais dias em que você conseguirá encontrar o equilíbrio. Muitas mulheres sentem que o câncer de mama lhes deu uma segunda chance. Agarre-a e aproveite ao máximo.

Veja a seguir alguns pensamentos e ações a serem considerados ao fim do tratamento:

• Você provavelmente não sente vontade de celebrar, mas busque formas para marcar este importante período de sua vida.

• Leve em consideração fazer um ritual em respeito à sua coragem e à sua conquista. Você conseguiu fazer algo muito, muito difícil.

• Lembre-se de que os efeitos da cirurgia, da radioterapia e da quimioterapia são de longa duração. Isso pode ser reconfortante.

• Se estiver tomando tamoxifeno ou um inibidor de aromatase, lembre-se de que eles, também, têm efeitos fortes e de longa duração. Você ainda está fazendo terapia contra o câncer.

• Faça sua consulta de acompanhamento na data que seu médico recomendar. Você ficará feliz com o contato e com a segurança.

• Lembre-se de que terminar o tratamento é algo muito difícil e que você tem o direito de fazer coisas boas para si mesma. Depois que completei a quimioterapia

Câncer de Mama – Um guia prático para a vida após o tratamento

em 2005, acompanhei meu marido em uma viagem de negócios ao Novo México. Em Santa Fé, comprei um lindo par de botas de caubói bem coloridas. Elas foram irresistíveis por causa das palavras escritas em seus saltos: Caminhos felizes.

• Encontre e pratique formas de ser amável com você mesma. Tenha flores frescas em sua casa. Assine várias revistas de conteúdo leve. Tente fazer massagem.

• Durante as primeiras semanas você vai precisar usar mais maquiagem do que o normal. Com sorte, você descobriu muitas dessas dicas enquanto fazia quimioterapia. Entretanto, caso você ainda não tenha essas dicas, relaciono abaixo algumas ideias que apenas tomarão alguns minutos toda manhã. Estas dicas me foram dadas por uma de minhas pacientes, ex-Miss Massachusetts:

1. Comece com um bom corretivo que combine com seu tom de pele. Coloque o corretivo especialmente embaixo dos olhos e em qualquer mancha escura que tenha aparecido durante o tratamento. Caso você tenha áreas escuras embaixo dos olhos, aplique o corretivo fazendo um círculo completo ao redor dos olhos, abaixo deles e na dobra superior da pálpebra. Aplique um pouco mais no canto superior interno dos olhos e depois espalhe, harmonizando bem.

2. Uma base compacta em creme ou em pó funciona bem; é de rápida aplicação e permite melhor controle.

3. Caso você tenha ficado com a aparência inchada durante o tratamento, evite bases de cor amarelada. Utilize algo mais para o rosa ou uma base translúcida rosada da cor das maçãs do rosto no lugar da base padrão.

4. Cor para as maçãs do rosto: escolha tons de rosa no lugar da cor de pêssego ou âmbar se sua pele ainda estiver amarelada. Se sua face estiver mais cheia por causa da medicação ou do ganho de peso, tente colocar blush na parte superior das maçãs do rosto e uma cor mais escura embaixo.

5. Escolha um batom da mesma tonalidade da cor de seu blush.

6. Enquanto suas sobrancelhas estiverem falhas, preencha-as com um lápis ou com um kit para sobrancelhas. Procure por um kit com pó compacto e pincel.

Fim do tratamento: as primeiras semanas

7. Escolha uma sombra de boa qualidade (que não faça rugas), utilize uma cor clara como sombra base. Se você tem tez clara, procure por cores como areia ou marfim no nome. Se você tem a tez mais escura, procure por âmbar ou bronzeada. Coloque a cor mais clara em sua pálpebra para iluminar todo o olho. Se quiser, pode usar uma cor mais escura no terço externo de sua pálpebra, esfumaçando-a em direção ao centro.

8. Se você tem poucos cílios, experimente usar delineador para preencher as falhas. Não use delineador na parte inferior dos olhos, a não ser que tenha menos de trinta anos de idade. Ele "fechará" seus olhos e fará que pareça cansada.

• Tente conhecer e conversar com algumas mulheres que passaram pelo câncer de mama antes de você. Elas ajudarão a normalizar o que você está sentindo e vão assegurar, de forma confiável, que você se sentirá melhor.

• Pense em maneiras simples de agradecer algumas das pessoas que a ajudaram durante esses meses. Começar a retribuir fará que você se sinta bem.

• Comece ou reinicie sua rotina de exercícios. Ficar mais em forma e mais ativa pode ajudá-la a perder o peso que ganhou, e certamente a ajudará a se sentir mais forte e mais saudável.

• Aprenda a viver sua vida como uma exaltação, não como uma explicação. Levará tempo, mas as recompensas serão infinitas!

Capítulo 3

Após o tratamento: enfrentando os primeiros meses

Nestas primeiras semanas e meses enquanto você ainda está se equilibrando física e psicologicamente entre a saúde e a doença, é fácil se desesperar. Quando está apenas começando a acreditar que há vida pela frente, você tem a oportunidade única de definir prioridades e estabelecer novas rotinas. Este é um período em que você está, aos poucos, assumindo novamente suas responsabilidades e sua agenda. Não o faça no piloto automático! Pare e pense sobre o que está escolhendo e por que está fazendo essa escolha. Lembre-se do que aprendeu sobre suas prioridades e aplique esse aprendizado para construir sua nova vida. Conforme o tempo passa e você se ocupa com sua rotina, vai ficando mais difícil lembrar o que esses meses a ensinaram.

O que esperar agora? Primeiro e principalmente, você não pode esperar se sentir como era antes! Lembre-se de que foram necessárias muitas semanas ou meses simplesmente para chegar a este ponto. A regra é que levará, pelo menos, o mesmo tempo, para recuperar sua sensação normal de bem-estar, quanto durou seu tratamento. Conte as semanas do dia do seu diagnóstico até o dia final do seu tratamento. Provavelmente esse é o tempo que levará para você voltar a se sentir bem. Essa regra vale caso você tenha "apenas" passado por cirurgia e radioterapia ou se teve muitos meses de intensa quimioterapia. Obviamente a curva vai em direção a uma saúde melhor e a ter mais energia, mas não é um percurso estável, e à frente estão muitos dias de fadiga, preocupação e frustração com sua lenta recuperação.

Câncer de Mama – Um guia prático para a vida após o tratamento

É realmente muito importante respeitar esse período. Você não pode se forçar a ter uma completa recuperação mais rapidamente, e tentar apressá-la apenas resultará em exaustão e estresse. Talvez você tenha que escrever em um cartão e grudá-lo em seu espelho: "Apenas conseguirei me sentir como eu mesma a partir de março". É muito importante que não perca de vista o passo e o ritmo do seu processo de recuperação. Valorize os dias em que se sentir energizada e alegre, mas não se sinta desencorajada ou autocrítica nos dias em que estiver cansada e deprimida.

Haverá manhãs em que você acordará com o chocante pensamento: "Oh, meu Deus, eu tive câncer!". Haverá momentos em que você sentirá medos repentinos. Haverá momentos de impaciência com sua família e amigos. Haverá momentos em que, por nenhuma razão óbvia, você se pegará chorando. Haverá momentos, como os de Joyce, em que você sente, "Agora sou simplesmente eu e minhas probabilidades".

Encontrar o equilíbrio correto e dar a você permissão para aproveitá-lo é essencial em sua vida e rotina diária. Judith, uma escritora de 34 anos, disse: "Meu trabalho foi muito bom neste verão. Fiz tudo o que me propus a fazer, mas sem exageros. Em vez de ver a metade de um dia de oito horas de trabalho como seis horas (como fiz nos verões passados), eu realmente me forcei a parar de trabalhar após quatro horas". Ela descobriu, como todas nós descobrimos, que é possível fazer menos sem que o mundo acabe!

Sara fez algo metodicamente. Ela disse: "Como provavelmente todos que tiveram câncer, passei um bom tempo pensando em minha vida e como a estou vivendo. Finalmente decidi que, seu morresse logo, teria os seguintes arrependimentos:

- Não vejo meus amigos o suficiente.
- Continuo a não me exercitar e a não ter uma aparência física melhor.
- Não faço nada com minha arte.
- Nunca estive na França nem na Itália.

Preciso fazer algo sobre todas essas coisas agora, porque não tenho planos de partir deste planeta, seja quando for, com essa lista de arrependimentos. Isso é certeza".

Com esses objetivos e sonhos claros em mente, Sara decidiu mudar sua vida. Conseguiu negociar um novo horário de trabalho, trabalhando quarenta horas em quatro longos dias. O novo dia livre que ganhou foi destinado à pintura.

Após o tratamento: enfrentando os primeiros meses

Encontrou tempo para seus amigos e para andar todos os dias. Mas o melhor de tudo foi que ela e seu marido foram para a França e a Itália por três semanas no verão seguinte. A viagem foi um gasto grande para eles, mas ela decidiu que viver até a idade avançada e depois gastar o dinheiro da aposentadoria não era uma certeza, e viver bem agora era uma prioridade.

Sua família e seus amigos estão em um calendário mental diferente do seu. Pode ser que logo perguntem: "Quando você pode começar a trabalhar em período integral novamente?" ou "Você pode participar do comitê escolar agora?" ou ainda "Você não pode voltar a nos levar de carro três vezes por semana?". Falei sobre essas possibilidades com Louise, uma artista que tinha acabado de completar três meses de quimioterapia seguidos por seis semanas de radioterapia. Embora ela tivesse certeza de que seus amigos seriam mais compreensivos e não assumiriam que ela estivesse pronta para voltar imediatamente à sua vida antiga, eu insisti com ela para que se preparasse e tivesse estratégias no caso de estar enganada.

Quando nos encontramos na semana seguinte, ela me disse que o que conversamos tinha realmente acontecido. Nos dias seguintes vários amigos ligaram para ela querendo saber se ela poderia coordenar um evento de arte que ia acontecer, substituir uma professora que faltou inesperadamente e ficar com a filha de uma amiga no fim de semana enquanto os pais viajavam. Por sorte ela estava preparada para esses pedidos e utilizou os discursos que combinamos. Mas mesmo assim foi difícil dizer não, e ela estava sentindo raiva e culpa.

Quando os meses intensos de tratamento terminam, você pode descobrir também que está cercada por uma miríade de problemas, grandes ou pequenos, que você ignorou ou dos quais não esteve ciente enquanto focava em sua doença. É provável que você se sinta mais fora de controle ainda conforme começa a perceber o que acontece ao seu redor. As contas médicas podem estar empilhadas em sua mesa enquanto suas tarefas domésticas normais ou reparos podem ter sido postergados por meses. Quanto mais você vê o que não foi feito ou o que foi malfeito, pior você pode se sentir. Qualquer coisa que não afetasse seu tratamento não tinha importância. Há tempo agora e haverá tempo no futuro para fazer reparos ou emendas, e para organizar sua vida novamente. Jane riu ao olhar sua casa em julho e ver que botas e pás de neve ainda estavam na entrada. Pode ser difícil se sentir tão atrasada na organização da sua vida, então, novamente, você deve se lembrar de ir devagar e de abaixar suas expectativas.

Deixe-me repetir: é vital que você dê tempo, espaço e permissão a si mesma para ir devagar enquanto passa por essa transição de volta à sua vida. Lembre-se

43

Câncer de Mama – Um guia prático para a vida após o tratamento

de que as pessoas que a amam querem acreditar que seu câncer de mama acabou, que você está curada. É muito amedrontador e doloroso para eles pensar que você ainda está vivendo com câncer de mama e que você nunca receberá a promessa de estar curada. Muitas outras doenças e problemas de saúde realmente acabam quando acabam, e algumas pessoas não entendem que o câncer de mama não funciona assim. Joan me contou que teve uma briga grande com seu marido três meses depois do fim do seu tratamento. Eles estavam comprando um presente de casamento para um sobrinho e também compraram utensílios de cozinha para eles. Quando saíram da loja, Joan começou a chorar e disse: "Será que vou viver para usar essa escumadeira?". Seu marido, frustrado e irritado, repetia: "Pare de se preocupar. Eu sei que você está bem". Esses comentários, é claro, apenas serviram para isolá-la com seu medo.

Por mais difícil que seja aceitar, sua família e seus amigos querem muito se livrar da preocupação com você e retornar às suas vidas cheia de afazeres. O resultado é que a maioria das mulheres descobre que o forte apoio que receberam na época de seu diagnóstico começa a enfraquecer conforme o tratamento vai se desenvolvendo, e pode estar muito menor no fim dele. É triste, mas verdadeiro que seu diagnóstico pode logo se tornar notícia velha até para aqueles próximos a você.

Outras preocupações sérias serão discutidas mais profundamente nos próximos capítulos. Uma delas é a possibilidade de você notar mudanças reais ou o resfriamento em relações antigas. É provável que alguns de seus amigos não tenham estado tão presentes quanto você esperava. Agora é hora de pensar se quer falar com eles sobre sua dor e seu desapontamento, decidir como você quer lidar com a raiva que está sentindo, e até mesmo se quer gastar energia para tentar reparar essas amizades. Membros da família, também, podem não ter se comportado como você queria. Você aprende que uma crise real não conserta necessariamente antigos conflitos e assuntos de família. Linda descreveu que nunca se sentiu próxima a seu irmão mais velho e que sempre desejou que eles encontrassem uma maneira de ser uma parte mais importante na vida um do outro. Quando o câncer de mama dela foi diagnosticado, ele ligava regularmente e até veio lhe fazer uma visita logo após a cirurgia. Entretanto, com o passar dos meses, ele parou de procurar por ela, e, ao fim do tratamento, o padrão antigo de raramente se comunicarem já tinha sido restabelecido.

Por todas essas razões, sei por experiência que muitas mulheres me ligam pela primeira vez após completar o tratamento. Embora estivessem cientes de que os serviços de apoio psicológico estavam disponíveis a qualquer momento

Após o tratamento: enfrentando os primeiros meses

após seu diagnóstico, é apenas neste momento que elas percebem que os problemas emocionais parecem impossíveis de se superar sozinhas. Kathleen, uma enfermeira de quarenta anos e mãe de dois filhos, começou a trabalhar comigo seis semanas após o fim de sua quimioterapia. Uma mulher muito competente e energética, ela estava inconformada por se sentir vulnerável, amedrontada e com muita fadiga. Além das preocupações com vários problemas familiares, profissionais e financeiros, ela tinha a desconfortável sensação de que "simplesmente há algo de errado comigo". Além de alguns conselhos práticos sobre como lidar com seus problemas, a melhor parte de nosso trabalho juntas, acredito, foi a tranquilidade de saber que todos seus sentimentos eram normais e que ela gradualmente voltaria a se sentir mais como ela mesma.

A maioria das mulheres vem para apenas algumas sessões, e então começam a se sentir melhor. Como Kathleen, elas precisam do reconhecimento de sua experiência, precisam normalizar seus sentimentos e também da chance de expressar seu medo e sua tristeza a uma pessoa neutra que lhes dê apoio. Ligar para um terapeuta nunca é um sinal de fraqueza. Muito pelo contrário, é, muitas vezes, a coisa mais inteligente e corajosa que você pode fazer. Por que sofrer desnecessariamente quando se tem ajuda ao alcance da mão?

Ocasionalmente, mulheres passam por um período muito difícil psicologicamente e não retornam a seu equilíbrio emocional de forma natural e gradativa. Seus sentimentos parecem versões mais intensas dos sentimentos que outras mulheres têm. Nesse momento seus sintomas parecem se encaixar na doença de estresse pós-traumático (transtorno do TEPT). Essa não é uma reação humana incomum a uma terrível experiência de vida e pode afetar sobreviventes de qualquer grande crise ou desastre. Os sintomas podem ser dificuldade para dormir, mudanças de humor, explosões de raiva, _flashbacks_ ou extrema preocupação com a crise. Embora seja mais frequentemente associada a sobreviventes de acidentes, guerras ou desastres naturais, como terremotos ou incêndios, minha experiência é de que após o câncer de mama algumas mulheres têm sentimentos e comportamentos que se encaixam nesse modelo.

Mulheres com câncer de mama que passaram por traumas anteriores em suas vidas são especialmente vulneráveis ao TEPT. Caso tenha sido vítima de abuso sexual infantil, estupro, algum crime ou calamidade natural, esteja ciente de que este pode ser um período particularmente difícil para você. Mesmo acreditando que está lidando bem com a situação, é aconselhável que encontre um terapeuta e frequente uma ou duas sessões para criar um relacionamento entre

Câncer de Mama – Um guia prático para a vida após o tratamento

vocês. Assim você saberá que tem alguém à sua disposição para ajudá-la caso seus sentimentos se tornem agudos.

Entretanto, uma mulher não precisa ter TEPT para ficar deprimida ou ansiosa. Repito: essas são reações comuns a crises desse tipo. Havia um anúncio antigo que terminava com a frase: "Você pode me pagar agora ou depois". Acho que isso se encaixa na experiência de passar pelo câncer de mama. Mais cedo ou mais tarde você tem que lidar com o trauma emocional. Algumas mulheres se desesperam no momento do diagnóstico, outras em algum momento durante o tratamento. Acredito, no entanto, que, para a maioria das mulheres, o período mais difícil acontece ao fim do tratamento.

Como você pode saber se sua recuperação psicológica é mais difícil do que o "normal" e se precisa da ajuda de um terapeuta durante sua recuperação? Lendo este livro, é claro, você aprenderá mais sobre as reações normais após o câncer e pode começar a comparar seus sentimentos com os descritos aqui. Se você acha que tem dificuldade para dormir, que seu apetite mudou, que está ganhando ou perdendo peso, que perdeu o interesse em suas atividades e amigos, que tem dificuldade de concentração e que está constantemente chorando ou irritada, e se estes sentimentos persistirem por vários meses após o tratamento, você deve levar em consideração conversar com um terapeuta. É importante trabalhar com um terapeuta bem informado e competente, alguém de quem você goste. A química humana é vital.

Em 1993, apenas algumas semanas após o fim do meu tratamento de quimioterapia, viajei com meu noivo e sua filha para a festa de aniversário de oitenta anos do pai dele. Pensando a respeito disso, eu devia ter prestado mais atenção à minha vaga intuição de que isso seria um erro e que eu não estava forte o bastante para aguentar esse evento potencialmente muito emotivo. A situação foi ainda mais complicada porque a filha dele, de 21 anos, e eu estávamos apenas nos conhecendo e cuidadosamente navegando pelo campo minado de um futuro segundo casamento. O primeiro problema aconteceu quase que imediatamente. Tentando ser educada, sugeri que ela se sentasse no banco da frente com o pai. Percebi depois que eu não esperava que ela realmente fosse fazê-lo e com certeza não sabia que ficaria furiosa com isso. Amontoada no banco de trás, cansada, vulnerável e magra, eu estava perdida em fantasias horríveis com outro câncer e com minha morte prematura.

Quando finalmente chegamos ao hotel para nos vestirmos e ir para a festa, eu mal conseguia controlar meus sentimentos. Repito, eu devia ter percebido como estava quase a ponto de perder o controle, devia ter ficado no hotel até me recuperar. Mas, ao contrário, sempre tentando fazer o que esperam de mim, fui

Após o tratamento: enfrentando os primeiros meses

com eles para a festa. Foi um jantar adorável e festivo em um restaurante em um local que parecia um parque, mas, no meio da refeição, saí correndo pelo primeiro caminho que encontrei. Tropeçando nos saltos altos e cega pelas lágrimas, perdi o controle. Nunca, desde que fiquei sabendo sobre meu câncer, tinha me sentido tão desesperada. Aflição, medo e raiva combinados me fizeram soluçar de tanto chorar enquanto me perguntava repetidas vezes como isso tinha acontecido, como tinha passado pelos seis meses anteriores e como conseguiria aguentar uma festa de oitenta anos quando não sabia se ia viver até os 45 anos de idade.

Raramente conto o que aconteceu nesse dia e até hesitei em inseri-lo no livro. Entretanto, sei que é importante tranquilizá-la de que os sentimentos que você possa ter agora são normais. Você não está louca. Você passou por momentos terríveis, provavelmente se controlando com muita força de vontade e se esforçando para manter sua vida o mais estável possível. É esperado que algo aconteça. Uma vez que a crise aguda após seu diagnóstico e tratamento termina, você tem suas defesas psicológicas rebaixadas e, quando você tem suas defesas rebaixadas, esses sentimentos afloram.

"É como se minha vida fosse uma cidade destruída pela guerra", disse Jenna, uma artista que passou por uma mastectomia e por seis meses de quimioterapia intensa. "Todos os pontos de referência desaparecem, estão destruídos ou diferentes; terei que reconstruir a mim mesma e minha vida, tijolo por tijolo."

Algumas dicas para o período logo após o tratamento:

• Lembre-se de que a recuperação é um processo que levará aproximadamente o mesmo tempo que levou seu tratamento. A recuperação emocional é ainda mais longa. Você não pode apressá-la.

• Seja amável com você mesma. Diminua seus padrões e abaixe suas expectativas.

• Esteja ciente de que seus amigos e sua família esperam que você volte ao normal imediatamente.

• Pense em tirar alguns dias ou até mesmo semanas de férias do trabalho. Use esses dias como um marco: o fim do seu tratamento e o início de sua recuperação.

• Se possível, faça planos para uma viagem muito especial ou várias pequenas viagens.

Câncer de Mama – Um guia prático para a vida após o tratamento

• Evite eventos e situações estressantes. Preste atenção em seus instintos e evite esse tipo de responsabilidade.

• Faça algo bom para si mesma: faça uma limpeza facial, compre algo extravagante, encha sua casa com flores, passe o dia com uma pessoa querida.

• Treine-se a nunca usar as palavras "meu câncer". O câncer nunca foi e certamente não é parte de você. Seus olhos azuis, seu sorriso, sua especialidade profissional são seus; o câncer não é. No lugar, diga "o câncer" – e perceba a diferença.

• Não tome decisões importantes. Uma doença com risco de vida é uma oportunidade genuína para avaliar sua vida e suas perspectivas. No entanto, agora não é o momento de tomar nenhuma atitude em relação a alguma ideia gerada por essa avaliação.

• Pense em ter um diário com seus pensamentos e sentimentos.

• Encontre algumas pessoas com as quais realmente possa conversar sobre como se sente. Fale, fale mais e fale mais ainda sobre o assunto. Guardar esses sentimentos não lhe fará bem a longo prazo.

• Você pode ter explosões de energia criativa ou achar que tem menos do que o normal. Com o tempo, isso se equilibrará.

• Se você já vinha pensando a respeito disso anteriormente, este é um período maravilhoso para ter um bichinho de estimação em casa. Ninguém que acha que vai morrer adota um gatinho ou um cachorrinho. Fazendo isso, você estará votando pela vida e trazendo amor para seus dias.

• Caso você não possa ter um animalzinho de estimação em casa, plante uma árvore! Quando recebi meu segundo diagnóstico, as mulheres de um de meus grupos de apoio me deram uma pequena árvore florífera para ser plantada em meu quintal. Não pode haver metáfora melhor.

• Se for primavera, plante um perenal. Se for outono, plante muitos bulbos.

48

Capítulo 4

Recuperação física

Ninguém pode lhe dizer quanto tempo levará. Prometo que você vai se recuperar, mas levará mais tempo do que espera e muito mais tempo do que gostaria. Cada semana será um pouco melhor que a anterior, mas você continuará a ter dias de exaustão, impaciência e depressão.

Assim como a recuperação emocional, a recuperação física acontece gradualmente com o passar do tempo. Obviamente os detalhes específicos do seu tratamento e a qualidade geral da sua saúde antes do diagnóstico têm muito a ver com quanto tempo levará todo o processo. Mulheres que passaram por quimioterapia prolongada certamente precisarão de mais tempo do que as que "apenas" fizeram cirurgia e radioterapia. Mulheres mais jovens têm propensão a se recuperar mais rapidamente do que mulheres mais idosas, mas há exceções. Susan, uma assistente social com quase quarenta anos de idade, participou de uma competição de biatlo ("era um biatlo pequeno" ela insistiu) enquanto ainda fazia quimioterapia. Também conheci mulheres que andaram todo o Cabo Cod de bicicleta ou que participaram de uma corrida de 10 km durante seu tratamento, mas estas são raras exceções. A maioria das mulheres chega ao fim de seu tratamento esgotada.

Quando você se olha no espelho, a mulher que olha de volta não é a "pessoa" que você conhece e ama. Ela tem uma aparência diferente e todo o corpo dela parece diferente. É provável que tenha ganhado ou perdido peso, perdido um pouco do tônus e da força muscular e deve estar com o nível de energia abaixo do normal. E, se você fez quimioterapia, estas mudanças parecem menores se comparadas a ficar careca e a perder outros pelos do corpo! A perda dos cabelos é a mais óbvia e pública, mas muitas mulheres se sentem ainda pior com a perda dos pelos pubianos, das sobrancelhas e dos cílios.

49

Câncer de Mama – Um guia prático para a vida após o tratamento

Mudanças após a cirurgia

A maior mudança causada por uma cirurgia no seio é, claro, a alteração do próprio seio. Mesmo que você tenha feito uma ampla excisão (também chamada de luampectomia ou mastectomia parcial) em vez da mastectomia, é provável que seu seio tenha aparência e sensação diferentes. Aprender a conviver com seu novo corpo significa, além de tudo, aprender a viver com seu seio modificado, reconstruído ou com a falta dele. É impossível fazer afirmações genéricas sobre as reações das mulheres sobre essas mudanças ou a importância dos seios para cada uma de nós. Há uma ampla extensão de valores que as mulheres designam para seus seios. Algumas têm muito orgulho pela beleza ou tamanho deles enquanto outras dão valor a eles pela função natural de alimentar bebês.

Algumas mulheres nunca gostaram muito de seus seios, e conheci algumas que se sentiram melhor em relação a seus corpos após fazer mastectomias bilaterais. Outras optaram por fazer a reconstrução imediatamente após a mastectomia e ganharam seios completamente novos. O que quero dizer é que somos todas diferentes, e nossos próprios sentimentos, sejam quais forem, são importantes e devem ser compreendidos e respeitados. Às vezes acontecem surpresas, como quando mulheres que achavam que nunca conseguiriam viver sem um seio descobrem que isso não importa tanto assim, enquanto outras que não esperavam se importar tanto se sentiram péssimas até fazer a reconstrução.

Caso você tenha feito mastectomia sem reconstrução imediata, você pode, aos poucos, começar a se sentir melhor sem um seio. Você pode se adaptar a uma prótese ou decidir enfrentar o mundo com suas novas condições. Há uma variedade de próteses disponíveis – algumas são até customizadas para duplicar seu seio remanescente e se encaixar confortavelmente em sua cavidade torácica. Pesquise os *sites* Contour Med (www.contourmed.com) e Radiant Impressions (www.radiantimpressions.com). É possível se vestir de maneiras que disfarçam o fato que metade do seu tórax está achatado. Jaquetas e casacos longos, echarpes longas drapeadas e coletes são boas dicas.

Caso esteja infeliz sem um dos seios, você pode consultar um cirurgião plástico para fazer uma reconstrução a qualquer momento. A cirurgia de reconstrução pode ser feita após anos de uma mastectomia. Às vezes também é possível fazer uma reconstrução parcial para melhorar a aparência do resultado de uma lumpectomia. O resultado plástico de uma cirurgia de reconstrução varia muito e depende de inúmeros fatores: do tamanho e da localização do tumor, do tipo de

Recuperação física

reconstrução, da forma como o seu corpo se recupera, da habilidade do cirurgião e do tamanho do seio. Consulte mais de um cirurgião plástico, pois é provável que receba recomendações diferentes.

Se estiver levando em consideração uma reconstrução, é importante conversar com mulheres que fizeram essa cirurgia. É verdade que você ouvirá coisas diferentes de pacientes e de médicos. Pergunte se elas estão satisfeitas sobre o período de recuperação, sobre qualquer problema que tiveram e se tomariam novamente essa decisão. Pergunte especificamente se elas se consultariam novamente com o mesmo cirurgião plástico. É provável que algumas mulheres se ofereçam para lhe mostrar seu seio reconstruído. Aceite. Ver algo real é diferente do que ver fotografias.

Saiba que há muitos resultados diferentes após uma reconstrução de seio. Algumas mulheres estão muito satisfeitas com seus novos seios; algumas estão até felizes com eles. Outras comentaram ter agora "um dos seios como o de uma garota de dezesseis anos" enquanto o outro tem a aparência do "de alguém com minha idade". Outras ainda estão desapontadas com a aparência, sentem desconforto ou dor constante após a cirurgia.

A dor, nesses casos, geralmente não é no seio, e, sim, na parte do corpo (nas costas ou no abdômen) onde os músculos e tecidos foram mexidos. Às vezes algumas mulheres contam ter uma sensação permanente de constrição, como um sutiã apertado demais, na parte superior do corpo. Conheci mulheres que se arrependeram amargamente de ter feito a reconstrução, seja por causa de um resultado plástico ruim, ou, pior, por causa de problemas físicos crônicos resultantes da cirurgia. Peça ao cirurgião para lhe mostrar as fotos das cirurgias dele que não foram bem-sucedidas. Converse com mulheres que estão satisfeitas e também com as que não estão.

Saiba que um seio reconstruído funcionará muito bem como um "acessório da moda", e fará que você se preocupe menos com o que vestir e a ajudará a fazer se sentir mais confortável com sua aparência. Entretanto, um seio reconstruído nunca será exatamente como um seio natural e sempre terá menor sensibilidade. Para as mãos de um parceiro, ele pode parecer o mesmo. Embora você não sinta nada fisicamente, pode ser afetada emocionalmente por essa situação.

Se estiver considerando a reconstrução porque pensa que seu marido ou companheiro(a) se sentirá mais feliz com seu corpo ou porque é solteira e acha que será mais fácil encontrar alguém, pense cuidadosamente antes de prosseguir. A única boa razão para efetuar a reconstrução do seio é porque você quer a cirur-

Câncer de Mama – Um guia prático para a vida após o tratamento

gia e acha que se sentirá mais completa. Qualquer tipo de reconstrução do seio significa uma séria cirurgia sem resultado garantido. A maioria das mulheres que fizeram a reconstrução sai feliz, mas algumas gostariam de não ter feito a cirurgia, e muitas se adaptam a um tórax achatado. Como meu cirurgião diz: "Algumas mulheres têm dois seios, algumas um e algumas nenhum. Todas podem ser lindas".

Há outras mudanças menores após a cirurgia que afetam a maioria das mulheres. Muitos desses efeitos são os resultados da cirurgia que remove alguns nódulos linfáticos da axila. Se você passou recentemente por um procedimento de biopsia do nódulo sentinela (uma cirurgia menos invasiva), você provavelmente estará menos propensa a essas reações. Mas seja qual for o procedimento nodal que você tenha feito, talvez exista uma área dormente na parte de trás do braço ou da axila. Você pode sentir tensão ou desconforto quando levanta o braço acima da cabeça. Algumas mulheres têm maior dificuldade em relação à extensão de movimento ou, em casos extremos, têm o ombro paralisado. Caso você sinta uma mudança na movimentação no seu braço do lado da cirurgia, mesmo que seja pouca, é bom consultar um fisioterapeuta com experiência no tratamento de mulheres que fizeram cirurgia no seio. Procure o mais rápido possível, pois uma intervenção rápida faz uma grande diferença.

Mudanças após a radioterapia

Se você fez radioterapia, é importante conversar com seu médico ou enfermeira oncológica sobre quais mudanças físicas deve esperar nas próximas semanas e meses. A radioterapia continuará ativa na área do seu corpo que foi tratada por um período mesmo após o tratamento ter acabado, então sua pele pode continuar vermelha e com bolhas. Caso isso aconteça, você pode usar com segurança os cremes e o sabonete que foram recomendados para o período da radioterapia. Você também pode tentar usar sabonete de leite de cabra caso sua pele ainda esteja sensível. Jessica, uma mulher com seios grandes que teve queimaduras bem sérias e doloridas por causa da radioterapia, descobriu que se sentia mais confortável quando tomava um banho morno. Ela ria porque sua pele ficava parecendo com ameixas dentro d'água enquanto seus seios doloridos flutuavam confortavelmente.

Se você recebeu uma dose adicional – uma aplicação extra de radioterapia apenas na base do tumor, na área onde o tumor estava localizado –, é provável que essa

Recuperação física

parte do seu seio fique mais vermelha e mais queimada após completar o tratamento. Como a dose adicional é aplicada no fim de uma sequência de radioterapia, o consolo é que o restanate do seu seio e toda a área irradiada melhorará, mesmo que a área onde foi aplicada a dose adicional esteja pior. Geralmente, é tranquilizador ver como seu seio se recupera rápido. A maioria das mulheres, é claro, termina a radioterapia com algum grau de vermelhidão e sensibilidade no seio tratado – descrita muitas vezes como algo que lembra uma queimadura de sol. Algumas, entretanto, terminam com queimaduras mais sérias que levam mais tempo para sarar.

O seio que recebeu o tratamento poderá sempre ser um pouco mais escuro do que era antes da radioterapia. A textura da pele pode também estar um pouco diferente. O inchaço normal que acompanha a radioterapia pode levar até um ano para desaparecer, então você não consegue saber o quão grande ou pequeno seu seio ficará por vários meses. Mulheres que receberam radioterapia na década de 1970 e no início da de 1980 ficaram com o tecido do seio muito duro. Felizmente, a tecnologia já melhorou muito, e hoje isso não é mais um problema. A radiação faz que o tecido da cicatriz da cirurgia fique mais firme, e pode levar algum tempo para que você se familiarize com a sensação diferente nessa parte do seu seio. Com o tempo, às vezes anos, é provável que o tecido da cicatriz fique mais macio.

Talvez você sinta dores irradiando pelo seu seio e braço. Elas se devem à cura gradual dos nervos que foram danificados durante sua cirurgia, e a radiação pode piorá-las. Após o tratamento, algumas mulheres também contam que a dor que sentem no seio tratado, na axila e no braço pioram quando o tempo está úmido. Isso é normal.

Às vezes, cerca de seis meses após o término da radioterapia, algumas mulheres percebem que seu seio fica novamente muito vermelho, de repente. Isso é o que chamamos de "radiação recorrente", e normalmente não passa de um alarme incômodo. Caso isso aconteça, é provável que você queira fazer uma consulta com seu oncologista para saber o que está acontecendo e também para eliminar a possibilidade de uma infecção. Não se preocupe demais; isso não é incomum e melhorará logo.

Infecções do trato urinário – ITU

Algumas mulheres sofrem uma série de ITUs nos meses seguintes à quimioterapia. Beber muito suco de *cranberry* (oxicoco) pode ajudar. Ligue para o

Câncer de Mama – Um guia prático para a vida após o tratamento

médico se tiver sintomas como urgência e se o ato de urinar for doloroso. Os antibióticos corretos trarão alívio.

Ganho de peso

O fato de muitas mulheres ganharem peso durante a quimioterapia é chocante para muitas delas! Mesmo havendo alguma controvérsia sobre as razões para isso, parece haver duas causas primárias. A primeira é que a sensação de ter um pouco de náusea constantemente é controlada, até certo ponto, com a ingestão de alimentos leves. Se você petiscou continuamente durante seis meses, é provável ter ingerido mais calorias do que seu corpo queimou. Outra causa é a mudança metabólica causada pela combinação da quimioterapia e, muitas vezes, da menopausa induzida quimicamente. Embora mulheres que já passaram pela menopausa normalmente pesem mais do que as mais jovens, a maioria ganha esses quilos com o passar dos anos.

A menopausa quimicamente induzida ocorre abruptamente, o que significa que o peso extra também é ganho mais rapidamente. Além disso, durante a quimioterapia, a maioria das mulheres fica menos ativa do que o normal, então é provável que queimem menos calorias com exercícios ou mesmo no curso de suas atividades diárias. O ganho de peso, de 2 a 7 quilos, também é conhecido como efeito colateral do tamoxifeno e de outras terapias hormonais.

Como todos sabem, o excesso de peso aumenta o risco de outros problemas de saúde, como: diabete, hipertensão, problemas cardíacos e derrames. Desse modo, ter peso extra pode significar mais estrogênio em seu corpo, e níveis baixos de estrogênio são melhores para mulheres que tiveram câncer de mama. Para mulheres que já passaram pela menopausa, o estrogênio pode ser produzido por células de gordura. (Acontece o mesmo com as mulheres que ainda não passaram pela menopausa, embora o principal produtor de estrogênio são obviamente os ovários). Teoricamente, portanto, todas que desejam diminuir a quantidade de estrogênio no corpo devem se preocupar com os quilos a mais. Esta é a razão pela qual você pode ter lido que estar acima do peso – o que quer dizer, ter muitas células de gordura – é um fator de risco para o câncer de mama.

Toda mulher conhece as pressões da sociedade para sermos magras; muitas de nós passam anos lutando com dietas muito antes de ter câncer de mama. Infelizmente, parece ser verdade que é ainda mais difícil perder peso após o tratamento contra o câncer de mama. Não se sabe se isso se deve às mudanças metabólicas normais causadas pela menopausa ou pela própria quimioterapia, mas a razão pouco importa. O que realmente importa é que você provavelmente terá que se esforçar um pouco mais para perder peso.

Estudos recentes concluem que há uma associação entre ganho de peso e o aumento do risco de recorrência. Entretanto, nem todos os estudos defendem a mesma opinião, e isso vem sendo debatido na literatura médica. É prudente discutir o controle de peso com seu médico.

As mulheres que conheço tentaram todos os tipos de dietas para perder os quilos extras. Às vezes uma variação de uma dieta com alto teor de proteína e baixo teor de carboidrato pode funcionar razoavelmente bem. Outras mulheres experimentaram com sucesso os Vigilantes do Peso e programas em grupos semelhantes. Praticar exercícios sempre faz diferença. A maioria de nós consegue gradualmente perder muito, mas não todo o peso adquirido. É algo comum na vida após o câncer de mama que se esteja pesando mais do que se pesava antes do diagnóstico e é importante manter esse ganho o menor possível. Lembre-se de que a manutenção de peso tem resultado positivo em sua saúde de várias maneiras.

Aprender a sentir se bem e atraente com seu corpo leva tempo. Tente realmente não ser autocrítica sobre a forma como você acha que sua aparência está hoje em relação à de dois anos atrás. Acredite quando as pessoas disserem que você está bonita. Diga a si mesma que está saudável, forte e que logo estará mais bonita do que nunca.

Um benefício inesperado é que a maioria das mulheres que tiveram câncer rapidamente supera seus problemas relacionados ao envelhecimento. Quando a principal preocupação é estar viva, não é difícil ser grata por ter cinquenta anos, sessenta ou mais. Os quilos a mais, as rugas e partes caídas parecem relativamente sem importância quando se está grata por estar viva e poder tê-las.

O segredo é chegar a um acordo com seu corpo e aprender a se sentir bem com ele (e isso vale para o peso extra, os cabelos diferentes ou a perda ou mudança em um seio). A vida é curta, e todas nós aprendemos a ter um novo apreço e gosto por ela.

Dicas para perder peso

• Evite dietas radicais. Você pode perder peso, mas, muito provavelmente, ele voltará.

Câncer de Mama – Um guia prático para a vida após o tratamento

- O plano básico é "comer menos e fazer mais exercícios".

- Fazer exercício não significa necessariamente ir à academia ou sair para fazer *jogging*. Encontre maneiras de queimar algumas calorias que sejam facilmente incorporadas ao seu cotidiano. Por exemplo, estacione um pouco mais longe da loja ou suba escadas em vez de usar o elevador; em vez de dirigir, vá a pé a locais próximos.

- Pense em termos de ingestão semanal em vez de pensar sobre o que você come em um único dia. Isso faz que se sinta menos culpada se exagerar, e é provável que você coma menos no dia seguinte para compensar.

- Permita-se alguns agrados. Apenas lembre-se de que são "agrados" e não a norma diária.

- Transfira as roupas que estão justas demais para a parte de trás do seu armário ou até mesmo para outro cômodo. É muito deprimente olhar todas as manhãs para um zíper que você não consegue subir ou para uma blusa que não consegue abotoar.

- Aja com moderação e equilíbrio. Você passou por uma grande crise e agora está comprometida com apreciar e aproveitar completamente sua vida. Você não se sentirá feliz se achar que está gorda, mas também não se sentirá feliz se nunca comer as coisas de que gosta.

Cabelos

Por mais difícil que possa ser ficar careca durante a quimioterapia, fica ainda mais difícil depois que ela acaba. A perda de cabelo é tão publicamente associada à imagem de um paciente de câncer que todas nós estamos desesperadas para ter nossos cabelos de volta no minuto em que o tratamento acaba. Infelizmente a verdade é que os cabelos crescem, em média, 1,2 centímetro por mês. Lembre-se de que seu corpo nem percebeu que o tratamento acabou até chegar o dia em que, se ainda estivesse fazendo quimioterapia, seria hora de começar seu próximo tratamento. Lembre-se também de que o crescimento do seu cabelo

Recuperação física

começa dentro da cabeça e que tem que crescer por algum tempo antes que você possa senti-lo como uma barba rala. A maioria das mulheres vê cabelos crespos e brancos em suas cabeças de seis a oito semanas após o término da quimioterapia. Geralmente, não nos sentimos confortáveis para sair sem uma peruca, chapéu ou echarpe até que tenham se passado três ou quatro meses depois do fim da quimioterapia. A menos que você mantenha seu cabelo bem curto, é provável que leve mais três ou quatro meses para que ele chegue ao comprimento suficiente para que você tenha o estilo que tinha antes de ter câncer.

Você provavelmente ouviu e viu que o cabelo normalmente tende a nascer cacheado. Mesmo que seu cabelo sempre tenha sido bem liso, você pode ter cachinhos por vários meses. Algumas mulheres descrevem seus cabelos como parecendo com pelo de ovelha ou de um *poodle*. Conforme os cabelos crescem, o comprimento e o peso muitas vezes puxam os cachos e eles se transformam gradualmente em ondas. Entretanto, os cabelos de algumas mulheres ficam encaracolados para sempre. Outras mulheres, no entanto, acabam tendo cabelos mais lisos do que tinham antes do câncer. No início o cabelo aparece fino como o de um bebê, mas a textura logo se parece com a de um adulto. Finalmente, a cor pode ficar diferente. Ninguém sabe realmente porque ocorrem essas mudanças de cor. Muitas mulheres dizem, rindo, que pintaram os cabelos por tanto tempo que não sabem realmente qual seria sua cor natural.

Seu cabelo novo pode ser mais ou menos grisalho do que você se lembra. Soube de mulheres cujo cabelo novo cresceu completamente diferente – ruivo e encaracolado em vez de castanho e liso, ou castanho escuro e liso em vez de loiro escuro e ondulado. Caroline gostou tanto de sua peruca ruiva que acabou pintando seu cabelo novo de ruivo no lugar do loiro com o qual estava acostumada. Meredith decidiu parar de pintar os cabelos de vez e passou a gostar da liberdade de seus cachos grisalhos. Elaine não aguentava esperar para voltar a ser loira e pintou seus cabelos grisalhos com dois centímetros e meio de comprimento, assim que sua cabeleireira disse que tinha o suficiente para conseguir fazer o serviço. Seja como for que seu cabelo cresça, você ficará maravilhada em tê-lo de volta. Como disse Judith, "não existe cabelo feio quando se tem cabelo!".

Sobrancelhas e cílios crescem mais rapidamente. Você provavelmente vai querer raspar as pernas e axilas após um mês ou seis semanas. Lembre-se de que a axila do lado tratado pode estar sem sensibilidade. Nesse caso, tome cuidado extra, pois é possível não sentir um corte. Seus pelos pubianos também crescerão rápido e podem ser mais escassos ou mais cheios do que eram antes.

Dicas para o período de crescimento

• Esteja preparada para se sentir confortável ao sair sem algo cobrindo sua cabeça apenas após três ou quatro meses (Você terá sobrancelhas e cílios mais rapidamente.). Não se frustre esperando por algo impossível.

• Considere a possibilidade de se sentir bem com um corte de cabelo mais curto do que gostaria. Algumas pessoas acham chique!

• Ingerir levedo de cerveja (um complexo de vitamina B) diariamente acelera o crescimento capilar. Compre em tabletes, não em pó, que tem sabor forte e desagradável.

• Massagear a cabeça diariamente durante o banho, com ou sem loção ou condicionador, pode estimular o crescimento capilar.

• Compre alguns chapéus ou echarpes novos para usar nesse período. Você logo se cansará dos que usou durante a quimioterapia.

• Enquanto ainda achar que seus cabelos estão curtos demais para ser vista em público, tente ir a um lugar onde ninguém a conhece. Talvez você perceba que ninguém nota seu cabelo curto ou que até a elogiem por seu estilo.

• Em termos médicos, é seguro pintar seus cabelos caso queira, assim que estiverem compridos o suficiente para isso. São falsos os boatos de que tintas para cabelo causam câncer.

• Lembre-se do senso de humor! Quando perguntaram onde ela tinha feito seu corte de cabelo curto e chique, Wend respondeu: "No Centro Médico Beth Israel Deaconess!".

Linfedema

O linfedema, ou inchaço de um braço ou mão, pode acontecer após a remoção de nódulos linfáticos embaixo do braço em uma cirurgia de câncer de

Recuperação física

mama. Quem fez uma mastectomia, lumpectomia ou uma dissecação na axila está no grupo de risco. Caso você tenha feito radioterapia, também na área embaixo do braço, o risco é um pouco maior. Com a remoção dos nódulos linfáticos durante a cirurgia (até mesmo quando dez, quinze ou mais nódulos foram removidos, muitos permanecem), a drenagem de alguns linfáticos – os canais finos que drenam a linfa para a corrente sanguínea – pode ter sido danificada pela cicatrização, fazendo que o braço e possivelmente a mão inchem. O linfedema era mais comum no passado, quando cirurgias radicais retiravam mais nódulos linfáticos dessa região do corpo. O aumento da utilização da dissecação sentinela-nodal diminuiu o risco de linfedema. Há várias estimativas, que variam entre 5 e 33%, para o número de mulheres que acabam em algum momento desenvolvendo linfedema. Pode acontecer em dias ou até mesmo em anos após a cirurgia, e a causa pode ser infecção, trauma (ferimento), exercício com grande esforço, excesso de peso ou mudanças na pressão do ar durante longas viagens de avião, assim como fatores desconhecidos.

Várias mulheres que conheço que vivem com linfedema decidiram que, embora não haja cura, podem lidar com o problema e incorporá-lo às suas vidas. Você pode até fazer algumas escolhas. A identidade de Sandy, uma atleta, é muito importante para ela. Mesmo com a possibilidade de desenvolver linfedema, ela decidiu que jogar golfe e andar em sua bicicleta por longas distâncias era mais vital para sua sensação de bem-estar do que um braço completamente normal e fino. Consequentemente, ela optou por usar uma manga de compressão, fazer massagens noturnas e ter inchaços e desconfortos periódicos. Outra pessoa pode tomar uma decisão diferente e mudar certos hábitos e atividades. Mais uma vez, é importante lembrar que você tem algumas escolhas e algum controle sobre suas decisões.

Você pode ter ouvido que o linfedema é um edema causado por excesso de proteína, o que quer dizer que há proteína no fluido linfático, mas diminuir a ingestão de proteína não fará nenhum efeito neste caso. Na verdade, uma dieta muito baixa em proteína pode enfraquecer o tecido conectivo e tornar qualquer linfedema pior. Por isso, e por outros motivos de saúde, é importante ter uma dieta equilibrada, com baixo nível de sódio, com muita fibra e com quantidade adequada de proteína.

O linfedema é desconfortável e, dependendo do grau, pode ser desagradável de se ver. Ele pode ir e vir, mas, uma vez que você o tenha, é provável que haja recorrência. Ele pode ser tratado usando mangas e luvas de compressão, fazendo

Câncer de Mama – Um guia prático para a vida após o tratamento

massagens, fisioterapia ou com bombas especiais que drenam o fluido. Mesmo que você tenha o linfedema mínimo, é importante consultar um fisioterapeuta especializado no tratamento de mulheres que fizeram cirurgia de câncer de mama. O tratamento precoce maximizará as possibilidades das intervenções com sucesso. Como não há cura real, deve-se tomar algumas precauções para preveni-lo. Também não faz sentido se preocupar demais. O linfedema pode ocorrer, mas normalmente não ocorre, e seria um erro se preocupar mais do que o necessário.

Precauções contra o linfedema

• Calce luvas quando for fazer jardinagem ou trabalhar fora de casa.

• Calce luvas se for trabalhar com detergentes fortes ou outras substâncias químicas.

• Evite cortar as cutículas da mão do seu lado afetado. Normalmente, não há problema em fazer as mãos, mas peça para sua manicure apenas empurrar cuidadosamente, e não cortar suas cutículas. A razão para não cortar as cutículas do lado afetado é evitar o risco de uma infecção. É possível uma infecção caso as manicures não esterilizem adequadamente suas tesouras e alicates após o uso com diferentes clientes. Quando não se toma o devido cuidado, e se faz rapidamente, só o ato de empurrar as cutículas pode ser perigoso – se não for feito com delicadeza, pode cortar a pele. Caso vá a manicures profissionais, escolha o salão e a manicure cuidadosamente e explique a ela suas preocupações.

• Caso corte, arranhe, queime ou seja picada na mão ou no braço do lado afetado por linfedema, lave o local, aplique uma pomada antibiótica e cubra com um curativo adesivo. É importante levar uma pomada antibiótica quando viajar.

• Evite mangas e punhos apertados ou joias nesse braço e nessa mão.

• Seja sensata em relação à sua rotina de exercícios. Caso tenha dúvidas, consulte seu cirurgião ou fisioterapeuta. Não exercite demais seu braço afetado. Movimentos repetitivos são perigosos. Se o braço começar a doer, pare o que estiver fazendo e levante-o.

60

Recuperação física

• Não carregue malas ou pastas pesadas com esse braço. O movimento a ser evitado é o do braço esticado, com o peso pendurado em sua mão (ex.: a forma que normalmente se carrega uma pasta executiva). Não levante mais do que 6,5 quilos com esse braço. Tente criar o hábito de carregar coisas com seu outro braço.

• Use um barbeador elétrico ou, no máximo, raspe muito cuidadosamente a axila desse braço.

• Caso você já tenha inchaço, use uma faixa ou manga de compressão quando for viajar de avião. Beba mais líquido a bordo. Alguns especialistas em linfedema sugerem que todas as mulheres que passaram por uma cirurgia em que houve remoção de nódulos da axila usem mangas com pressão quando forem voar. Esta é uma decisão pessoal, você deve escolher entre a inconveniência e o leve desconforto de usar esse tipo de manga, lembrando de seu possível valor preventivo. Uma solução mais confortável pode ser enrolar seu braço com uma atadura elástica; isso dará um pouco de proteção em voos longos. Você também pode tentar mantê-lo um pouco elevado.

• Não permita que apliquem uma injeção intravenosa nem que retirem sangue de seu braço afetado a menos que não haja outra alternativa. Caso você tenha feito cirurgias bilaterais isso não pode ser evitado. Neste caso, certifique-se de que o hospital onde está sendo assistida saiba do seu histórico de cirurgia de retirada de câncer de mama.

• Sofrendo ou não de linfedema, você precisará ficar mais alerta para os seguintes sinais de infecção: vermelhidão, sensibilidade, inchaço, aquecimento ou febre. Caso tenha qualquer um desses sintomas, ligue para o médico o mais rápido possível. Talvez você precise começar a tomar antibióticos imediatamente para prevenir uma infecção séria. Não menospreze nem deixe de dar a devida atenção a estes sintomas. A situação pode mudar e ficar pior muito rapidamente.

• Estas precauções em relação ao linfedema devem ser seguidas pelo restante de sua vida.

Câncer de Mama – Um guia prático para a vida após o tratamento

Complicações cardíacas

Caso tenha recebido Adriamicina ou Herceptin durante a quimioterapia, você foi informada sobre a toxidade cardíaca; danos no músculo cardíaco podem ser um dos efeitos colaterais de longa duração. As doses de Adriamicina utilizadas na quimioterapia auxiliar estão bem abaixo das que causam dano cardíaco, e a função cardíaca é cuidadosamente monitorada enquanto você recebe Herceptin. Como precaução adicional, você provavelmente fez testes antes de começar a quimioterapia para ter certeza de que não tinha nenhum problema cardíaco. Poucas mulheres que receberam essas drogas sofrem de qualquer problema cardíaco futuro relacionado ao tratamento.

Entretanto, conheci duas mulheres que desenvolveram problemas cardíacos dois anos após a quimioterapia. Nos dois casos, elas já tinham problemas cardíacos antes do tratamento, e, analisando posteriormente, teria sido melhor que fossem tratadas com drogas diferentes. Tanto o câncer quanto as doenças cardíacas são amedrontadores. A combinação dos dois pode ser devastadora. Caso sinta qualquer dor no peito, falta de ar ou tontura, ligue para seu médico. Se algum dia você for a um consultório médico ou a um pronto-socorro, diga a eles que já foi tratada com Adriamicina e Herceptin.

Efeitos colaterais do Taxol e Taxotere

Algumas mulheres sofrem de neuropatia periférica de longa duração na sola dos pés ou nas mãos. A melhora ocorre gradativamente. Algumas mulheres acham que fazer exercícios ajuda, ao passo que outras recomendam vitamina B6. Dores musculares residuais podem também levar semanas para melhorar.

Fadiga e baixo nível de energia

Lembre-se de que leva o mesmo tempo da duração do tratamento para você voltar a se sentir bem. A quimioterapia e a radioterapia matam tanto células saudáveis quanto células com câncer, por isso seu corpo gastará energia para se recuperar. Cada mulher é diferente e volta a ter energia em seu próprio tempo. Não adianta tentar adiantar o processo. Sua condição física antes do tratamento, sua idade e

Recuperação física

os tratamentos que fez afetarão a velocidade da sua recuperação. É provável que você precise de mais horas de sono e de um horário mais estruturado por um bom tempo. Várias ondas de calor podem acordá-la durante a noite e talvez seja necessário trocar o que estiver vestindo. Se você sair e voltar tarde para casa por noites consecutivas, sentirá fraqueza. O mesmo acontecerá se tiver longos dias de trabalho seguidos. Você pode achar que vale a pena comparecer a alguns eventos e cumprir obrigações apesar da fadiga, mas esteja preparada para ela.

Sentir fadiga por um longo período após o tratamento pode ser debilitante e assustador. É fácil interpretar sua falta de energia como um sinal de que o câncer voltou ou de que você não está bem. Caso ache que a fadiga está persistindo mais do que "o tempo total do seu tratamento", é importante observar seu estilo de vida como um todo. Talvez você não esteja dormindo bem, comendo de forma saudável, tentando fazer coisas demais em 24 horas ou lutando com muitos sentimentos mal resolvidos. Minha sugestão é que você pense primeiro sobre esses sentimentos. Muitas mulheres que agem normalmente e são fortes durante os meses de tratamento não se permitem tomar consciência desses sentimentos. Embora possa ter sido um bom mecanismo de defesa ou uma boa ferramenta para lidar com a situação durante o tratamento, eles podem atingir você agora. Ansiedade e tristeza podem interferir em seu sono, mantendo você acordada ou lhe trazendo pesadelos. Conflitos psicológicos realmente sugam sua energia. É muito importante que você encontre um local e uma maneira de processar as emoções relacionadas com o diagnóstico e o tratamento do câncer de mama.

Muitas mulheres planejam uma viagem como marco final de seu tratamento contra o câncer de mama. Pode ser maravilhoso, durante os meses de tratamento, ler guias de viagem e pensar sobre as possibilidades. É bom olhar para a frente, lembrar que os tratamentos acabarão e que sua vida continuará. Férias, mesmo que sejam apenas alguns dias fora, podem ser um marco importante. O câncer e tudo o que veio com ele ficam "antes" dele; o restante da sua vida vem "depois".

Caso você esteja pensando em fazer uma viagem assim, lembre-se de que ainda não tem sua quantidade normal de energia e força física. Mesmo que esteja acostumada a férias cheias de atividades, algo do gênero pode ou não ser o que você precisa neste momento. Linda, uma arrecadadora de fundos para uma grande empresa de caridade, sempre gostou de viagens cheias de aventura. Ela não conseguia imaginar férias em que não houvesse muita atividade e até mesmo desafios físicos. Um mês após completar a radioterapia, ainda careca por causa da quimioterapia, fez uma viagem com *rafting* e acampamento no Grand Canyon.

Câncer de Mama – Um guia prático para a vida após o tratamento

Isso parecia relativamente calmo para ela, embora a maioria das mulheres em seu grupo estivesse pasma com sua escolha. Eu, por outro lado, queria apenas deitar em uma praia e ler depois do meu tratamento, e foi exatamente isso que fiz.

Dicas para administrar a fadiga

• Abaixe suas expectativas e lembre-se de que isso também passará.

• Continue utilizando alguns dos truques para poupar energia que aprendeu durante seus tratamentos. Ainda é útil levar alimento quando sair de casa. Às vezes, quando for seu dia de dar carona, peça para algum amigo dirigir, ou contrate alguém para limpar sua casa.

• Pense sobre sua energia como uma conta poupança. Você tem certa quantidade, que, com o tempo, vai aumentando. Gaste-a de forma inteligente.

• Preste atenção e note em que parte do dia se sente mais energizada. Por exemplo, se for de manhã, tente agendar suas atividades para esse período.

• Deite à tarde. Mesmo que não durma, seu corpo descansará.

• Vá para cama meia hora antes de sua hora normal de dormir. Você pode acabar cochilando após ler apenas algumas páginas de seu livro. Caso isso não aconteça, estará relaxada – e terá mais tempo para ler do que o normal.

• Volte a fazer exercícios físicos quando puder. Exercício moderado a ajudará a se sentir mais energizada. Andar pode ser particularmente positivo e relativamente mais fácil de ser incorporado em sua rotina.

Ondas de calor

Embora todas saibamos que ondas de calor não precisam ser tratadas por médicos, elas podem ser um grande problema pessoal. Mulheres que passaram pelo tratamento de câncer de mama podem sentir ondas de calor particularmente

Recuperação física

intensas por causa da transição abrupta para a menopausa. Em vez de terem os sintomas graduais da pré-menopausa, seus períodos menstruais param depois de apenas um tratamento com quimioterapia. Mulheres que estavam fazendo terapia de reposição hormonal (TRH) têm que parar imediatamente, então também podem ter sintomas intensos de menopausa. Mulheres mais jovens mantêm seus períodos menstruais durante o tratamento e podem optar depois por uma oophorectomia (remoção cirúrgica dos ovários) ou por um tratamento hormonal para suprimir a ovulação e o estrogênio. Em todos os casos, as ondas de calor podem se tornar um grande problema.

Lembre-se de que elas vão melhorar tanto com relação à frequência quanto à intensidade e que acabarão no futuro. Há uma imensa variação nessa intensidade. Você pode descobrir, como eu, que, na maioria das vezes, as ondas são mais "mornas" do que "quentes", e que é fácil lidar com elas. Entretanto, pode ser que se seu sono seja interrompido muitas vezes à noite, que de repente você fique muito vermelha e molhada de suor durante o dia, e que sua qualidade de vida seja comprometida. A maneira de se lidar com as ondas de calor será discutida mais profundamente nos capítulos sobre terapias complementares, sexualidade e terapias hormonais. A verdade é que não há uma única estratégia que ajude todas as mulheres o tempo todo. O melhor a fazer é experimentar e falar com outras mulheres sobre o que as ajudou.

As duas formas básicas de se lidar com as ondas de calor são a medicinal e a comportamental. Como você teve câncer de mama, não pode fazer TRH. Charles Loprinzi, médico da Divisão de Oncologia Médica da Mayo Clinic, fez uma grande pesquisa para o tratamento das ondas de calor com várias medicações, tanto prescritas quanto à base de ervas ou complementares. Dr. Loprinzi descobriu que a maioria das alternativas ajuda algumas mulheres por algum tempo, mas que nenhuma ajuda a todas, e que todas as terapias perdem sua eficiência com o passar do tempo. Pergunte a seu médico se ele acha aconselhável que você tome alguma medicação; ele saberá qual é apropriada para seu caso.

Há também remédios vendidos sem prescrição e fitoterápicos frequentemente recomendados para o tratamento de ondas de calor. Repito: isso é discutido mais amplamente no Capítulo 7. Lembre-se de que os remédios que podem ser comprados no balcão da farmácia são drogas, embora você não precise de uma prescrição para comprá-las. Peque pelo excesso de cuidado e fale com seu médico antes de tentar. Muitos tratamentos à base de ervas ajudam a melhorar os sintomas das ondas de calor porque contêm estrogênios (isoflavonas ou fito-

65

Câncer de Mama – Um guia prático para a vida após o tratamento

estrogênios), por isso podem ser perigosos para mulheres que tiveram câncer de mama. Qualquer medicamento à base de ervas deve ser usado com cuidado, e você apenas deve utilizá-lo após uma conversa com seu médico. Na conferência dos Institutos Nacionais de Saúde, em 2005, os produtos fitoterápicos (erva-de--são-cristóvão [*black cohosh*], cavacava [*kava*], folha de trevo-vermelho etc.) foram considerados ineficientes.

A soja é frequentemente mencionada como um possível tratamento para as ondas de calor e para outros sintomas da menopausa. Alguns médicos se preocupam com o consumo de soja, porque ela é rica em estrogênios vegetais. É importante não ingerir soja em cápsulas ou em pó, ou beber grande quantidade de leite de soja sem conversar primeiro com seu médico.

As intervenções comportamentais e no estilo de vida começam com dar grande atenção à sua própria vida e aos sintomas-padrão de suas ondas de calor. Há situações em particular ou momentos do dia nos quais você nota estar mais propensa a ondas de calor ou nos quais elas são mais intensas? O estresse é uma causa conhecida, e algumas mulheres acham que alimentos apimentados, cafeína ou álcool também podem fazer que as ondas ocorram. Outros gatilhos são situações que podem aumentar a temperatura corporal: banhos quentes de banheira ou chuveiro, cômodos muito quentes e temperaturas elevadas.

Então o que pode ajudar? Fazer exercícios está em primeiro lugar na lista de comportamentos positivos. Exercitar-se regularmente não apenas ajudará a reduzir suas ondas de calor, como também em vários outros aspectos, como seu peso, alterações de humor e densidade óssea. Como o estresse sempre faz que as ondas de calor piorem, agora você tem um incentivo adicional para reduzi-lo em sua vida, além de evitar situações estressantes o máximo possível. Aprenda algumas técnicas de relaxamento ou de respiração profunda.

Há muitas dicas práticas para mulheres que vivem com câncer de mama para reduzir as ondas de calor. Veja a seguir algumas sugestões:

• Tenha água gelada por perto durante o dia e em uma garrafa térmica na cabeceira da sua cama durante a noite.

• Coloque uma toalha previamente gelada dentro de uma caixinha térmica ao lado da sua cama. Caso acorde encharcada de suor e com calor no meio da noite, ela será útil.

Recuperação física

- Tenha alguns travesseiros extras perto da sua cama. Trocar o travesseiro por outro limpo e fresco pode ajudar.

- Evite lençóis sintéticos. Use apenas algodão ou flanela de algodão.

- Procure pijamas de tecido especial próprios para absorver o suor do corpo.

- Caso você não durma sozinha, não compartilhe toda a roupa de cama. Usem cobertores diferentes ou procure um cobertor elétrico que permita configurações diferentes para cada lado.

- Caso você não tenha, coloque um aparelho de ar-condicionado em seu quarto. Talvez você queira usá-lo durante o ano todo.

- Vista-se "em camadas". Talvez esta seja a dica mais importante. Vestir-se com tecidos de fibra natural também ajudará. Evite gola alta.

- Compre alguns leques de papel e deixe-os no escritório e em casa.

- Adquira um ventilador pequeno de mão à bateria.

Rigidez muscular e dores nas articulações

Muitas mulheres dizem sentir certa rigidez muscular e dores nas articulações após o tratamento contra o câncer de mama, especialmente após a quimioterapia. A artrite não é incomum entre as mulheres que fizeram quimioterapia. Nunca é possível dizer se a artrite teria acontecido mesmo sem o tratamento, mas, assim como muitos outros sintomas, parece que ela surge repentinamente. A rigidez pode ser especialmente ruim ao acordar de manhã, e você pode se sentir com cem anos de idade logo que se levanta da cama. Outro momento em que é provável que a rigidez seja pior é após uma longa viagem de carro ou de avião ou até mesmo quando fica sentada na mesma posição por um tempo.

Algumas mulheres dizem que nadar e fazer ioga ou alongamento suave ajuda. Um suplemento alimentar, que não precisa de receita médica e que contenha glucosamina e condroitin, ajuda muitas mulheres a sentir menos rigidez e dores. Com

Câncer de Mama – Um guia prático para a vida após o tratamento

certeza não lhe fará mal, então vale a pena tentar. Quando você sentir muito desconforto, tomar um banho morno pode ser benéfico. Procure dormir em um colchão
firme e confortável. E assim como em muitos outros casos, sua melhor estratégia
é usar seu senso de humor. Se você conseguir encontrar uma forma de rir ou pelo
menos sorrir dessa situação, é provável que ela passe antes que você perceba.

Patricia Ganz, médica, e seus colegas da Ucla, estudaram mais de oitocen-
tas sobreviventes de câncer de mama e perguntaram quais foram seus sintomas
entre um e cinco anos após o término do tratamento. Os dez sintomas mais comuns foram:

1. dores em geral: 70%

2. descontentamento com a aparência do corpo: 69%

3. rigidez muscular: 64%

4. falta de memória: 64%

5. dores nas articulações: 62%

6. dores de cabeça: 59%

7. ondas de calor: 55%

8. irritabilidade: 53%

9. acordar cedo: 52%

10. seios sensíveis: 51%*

Obviamente, vários desses sintomas podem ser assustadores. É difícil, especialmente nos primeiros meses, sentir uma dor ou até mesmo uma pontada,
com qualquer objetividade; todos parecem anunciar que o câncer se espalhou
por seu corpo.

---

*Ganz et al., 1998, *Journal of Clinical Oncology*, 16, 501-514.

Recuperação física

Muitos oncologistas utilizam a "regra de duas semanas". Ou seja, qualquer dor que desapareça em até duas semanas tem tão pouca importância que nem precisa ser mencionada em sua próxima visita, e, muito menos, requer um telefonema em pânico. Entretanto, caso a dor persista por mais de duas semanas, você deve ligar para o médico, embora a maioria dessas preocupações não seja nada mais sério. É claro que, se você está tão amedrontada com uma dor a ponto de não conseguir dormir ou não conseguir se concentrar em suas responsabilidades diárias, vá em frente e ligue para seu médico. É sempre melhor ter certeza do que sofrer. Repito, o tempo ajuda, e, aos poucos, você se sentirá melhor.

Falta de memória

A expressão "cérebro pós-químio" é muito utilizada para descrever problemas intelectuais e de memória após a quimioterapia: falta de clareza mental, dificuldade de pensar quantitativamente e as dificuldades comuns com a memória recente, especialmente para encontrar palavras. Conheci duas contadoras que foram forçadas a fazer mudanças profissionais quando perceberam que não conseguiam ter o mesmo desempenho.

Foi tanto tranquilizador quanto desanimador quando o psicólogo Tim A. Ahles, Ph.O., apresentou um estudo no encontro da American Cancer Society (Sociedade Americana do Câncer) em março de 2000. Conduzido na Escola de Medicina de Dartmouth, o estudo acompanhou 71 pacientes, após quimioterapia, que não tinham mais câncer e foram tratados com radioterapia e/ou cirurgia. Nas nove áreas de funcionamento cognitivo que foram analisadas, aqueles que fizeram quimioterapia conseguiram menor graduação do que os que não fizeram. Embora a maioria ainda estivesse pensando claramente, entre um quarto e um terço dos que foram testados tiveram graduação quase nula em pelo menos quatro categorias. Apenas a metade dos pacientes que fizeram radioterapia ou cirurgia chegou a valores tão baixos.[*]

Estudos mais recentes confirmam que há dano cognitivo após a quimioterapia, mas também mostram que avaliações precisas apenas podem ser feitas quando testes são realizados antes do tratamento.[**] Sim, é realmente importante

---

[*] Esses estudos foram publicados no _Journal of Clinical Oncology_ em janeiro de 2002; volume 20, 485-493.

[**] _Chemobrain' in Breast Carcinoma?_ Wefel et al., publicado _on-line_ em 21 de junho de 2004 na _Wiley InterScience._

estar ciente disso, as alterações no intelecto pelas quais você está passando são reais e estão relacionadas aos tratamentos, especialmente à quimioterapia. No entanto, é desestimulante saber que as pessoas estudadas continuam tendo alterações cognitivas mesmo após anos do fim do tratamento. Também é impossível diferenciar as alterações que são consequências do tratamento e as que são normais, por causa do envelhecimento.

Como muitas de nós nos preocupamos também com o mal de Alzheimer, essas falhas de memória podem nos preocupar ainda mais. É bom poder diferenciar os problemas cognitivos relacionados ao tratamento contra o câncer e os problemas normais causados pelo envelhecimento daqueles que podem ser sinais precoces da doença de Alzheimer. O sintoma primário do mal de Alzheimer em estágio inicial é a dificuldade de lembrar palavras ou acontecimentos do passado recente. Por exemplo, uma pessoa com essa doença pode não se lembrar de uma conversa que tenha tido há dez minutos. Isso é bem diferente dos problemas de memória e cognitivos associados com o cérebro pós-químio.

A maioria de nós demonstra frustração com relação a esses problemas, mas encontramos maneiras de nos adaptar. A opinião geral é que, por mais que a capacidade mental melhore gradativamente com o passar do tempo, há uma dúvida com relação à possibilidade de ela algum dia voltar aos níveis anteriores ao tratamento. Em meus grupos, esse é um tópico comum. Conhecemos nossa capacidade de recuperação e sabemos que nossos cérebros conseguem compensar e reaprender. Existe até nova evidência de que as conexões neuronais podem se regenerar.

Talvez tenhamos que nos esforçar um pouco mais para criar novos caminhos neurais de aprendizado em nossos cérebros. Veja aqui algumas dicas e estratégias que podem ser úteis.

• Leia, leia, leia. Leia sobre toda e qualquer coisa. Você se sentirá mais bem informada; esta é uma forma muito boa de se desenvolver a autoconfiança!

• Jogue; o ideal é jogar joguinhos com crianças entre nove e treze anos de idade. Sua experiência e habilidades estratégicas lhe darão vantagem sobre as afiadas memórias jovens.

• Procure coisas para memorizar. Uma mulher entrou para um coral e teve que memorizar várias músicas para suas apresentações; foi divertido e um excelente exercício mental.

Recuperação física

- Faça as palavras cruzadas e outros jogos do jornal diário.

- Jogue *bridge* ou xadrez.

- Faça um diário, escreva pequenas composições, cartas informativas ou *e-mails* para seus amigos. Não importa o formato, escreva.

- Procure novos desafios no trabalho ou pense até mesmo em uma nova carreira.

- Mude suas rotinas diárias e encontre novas formas para cumprir antigas responsabilidades.

- Tenha horas adequadas de sono.

- Talvez seja uma boa ideia comprar um pequeno gravador que você possa levar em sua bolsa ou que possa prender no visor do seu carro. Quando pensar em algo de que precisa se lembrar, grave-o. Isso passa a ser equivalente a uma lista oral de afazeres.

- Em último caso, você sempre pode fingir. Caso não se lembre de uma palavra em particular, use outra. Se não consegue se lembrar do nome de alguém, forme sua frase de forma diferente.

Pense sobre o comentário de Marilyn: "Percebi que em situações nas quais me sinto muito envergonhada, todos ao meu redor agradecem muito não estarem na minha pele! No momento em que tomei consciência disso, parei de me preocupar". Quando você se preocupa com quanto seu cérebro foi danificado pela quimioterapia, lembre-se do quanto você sabia dez anos atrás sobre os programas de computador que hoje utiliza com tanta facilidade. A recuperação é possível.

Problemas com os dentes

Você pode perceber que está tendo mais problemas com seus dentes do que tinha antes. As mulheres que passaram por quimioterapia podem ter ris-

Câncer de Mama – Um guia prático para a vida após o tratamento

co maior de deterioração dos dentes e podem precisar de obturações, jaquetas, coroas e até mesmo tratamentos de canal. Há duas possíveis razões para isso. A primeira é que a quimioterapia, especialmente a de grandes dosagens, como nos casos de câncer de mama de alto risco ou em outros experimentos clínicos, suprime a produção das glândulas salivares. Elas podem não voltar a funcionar normalmente. Como há menos saliva circulando na boca, o resultado pode ser maior deterioração dentária.

Michael J. Burnes, médico-dentista de Brookline, Massachusetts, também sugere outra causa. Quando as pessoas estão estressadas, às vezes rangem os dentes durante a noite. Ranger os dentes pode causar rachaduras, quebra ou outros problemas nos dentes.

Por isso é mais importante ainda que você mantenha a rotina de ir duas vezes por ano ao dentista para fazer limpeza e uma consulta. Quase ninguém gosta de ir ao dentista, mas todos preferem que os problemas sejam logo diagnosticados.

Unhas

Se você fez quimioterapia, provavelmente percebeu que suas unhas ficaram um pouco descoloridas, frágeis e até mesmo sensíveis. Estas mudanças indesejáveis podem não desaparecer com o fim do tratamento. Caso tenha condições financeiras, contrate uma manicure. (Lembre-se de que suas cutículas devem ser apenas empurradas, e não cortadas, para evitar uma possível infecção.) Uma profissional técnica pode sugerir bons produtos para as unhas. Imergi-las em azeite de oliva por dez minutos uma vez por semana provavelmente fará diferença. O uso regular de cremes para as mãos, esmalte fortalecedor de unhas e cuidado para que suas unhas não descamem nem fiquem com pontas afiadas ajudará. O esmalte cobre uma infinidade de defeitos e provavelmente fará que suas mãos fiquem mais bonitas.

Exercícios

Estudos recentes mostram que existe associação entre fazer exercícios regularmente e o risco menor de recorrência. Como fazer exercícios traz

Recuperação física

muitos benefícios para a saúde, fica claro que é importante manter uma rotina de exercícios.

No fim, pode parecer desencorajador e completamente injusto que um tratamento para salvar sua vida tenha causado tantas mudanças em seu corpo. Com o tempo, muitas delas diminuirão e você se adaptará a outras. O tratamento contra o câncer de mama é apenas uma coisa – uma coisa importante, com certeza, mas é apenas uma coisa – que aconteceu com seu corpo. Esse corpo lhe serviu bem na maior parte do tempo e fez que você conseguisse passar pelos últimos meses difíceis. Você se sentirá cada vez melhor consigo mesma com o passar do tempo e notará evidências diárias de que está voltando a ter excelentes condições de saúde.

Capítulo 5

Acompanhamento médico

Gostando ou não, você vai rever todos os seus médicos – o cirurgião, o oncologista radiologista e o oncologista clínico – em consultas de acompanhamento por um longo período, se não pelo restante de sua vida. Faz sentido tentar coordenar e distribuir suas consultas para se encontrar com cada um deles em datas diferentes. Cada médico tem sua preferência, mas a maioria pede que você vá a uma consulta aproximadamente um mês após a conclusão da parte do seu tratamento pela qual ele é responsável e depois a cada três ou quatro meses por vários anos. Após aproximadamente três anos, a maioria dos efeitos colaterais do tratamento já terá passado e você vai se sentir bem. É importante perceber que esse "se sentindo bem" pode ser um nível diferente de bem-estar daquele ao qual você estava acostumada antes do seu diagnóstico. Depois de três anos, entretanto, quase todas as mulheres já se adaptaram e se ajustaram a seus novos níveis de energia, libido, força física e bem-estar geral. Talvez apenas mantendo a desconfiança em seu próprio corpo.

Seus médicos vão querer vê-la para avaliar sua recuperação e, o mais importante, para verificar o que aconteceu com o câncer. A esperança e a intenção são, obviamente, de que ele tenha sido curado. O risco de recorrência diminui após três anos, é menor entre cinco e dez anos, e reduz ainda mais uma década após o diagnóstico. Por essa razão, muitos médicos vão querer vê-la com menor frequência após cinco anos, e você pode apenas se consultar com um médico a cada seis meses ou até a cada ano depois disso.

Se por acaso por alguma razão você não esteja satisfeita com seu relacionamento com um de seus médicos ou com os cuidados que recebe dele, o momento de transição para os cuidados pós-tratamento é uma boa hora para se considerar uma mudança. O ideal é que você seja capaz de conversar com o médico so-

Câncer de Mama – Um guia prático para a vida após o tratamento

bre seu descontentamento; e que os problemas sejam resolvidos. É certamente mais fácil ficar com os médicos que já a conhecem e que vêm acompanhando seu tratamento. Entretanto, é essencial lembrar que esses são relacionamentos médico-paciente de longo prazo, e que é provável que o câncer seja sua maior preocupação relativa à saúde ainda por muitos anos. É vital que você se sinta à vontade e segura com as pessoas que a tratam. Caso não se sinta assim, se um de seus médicos não responde às suas perguntas, se não é empático com suas preocupações ou se parece não dar o devido valor ao seu bem-estar, este é o momento para pensar em mudar.

Se decidir que precisa mudar, agora é o melhor momento para fazê-lo do que logo após seu diagnóstico ou durante o tratamento. Neste momento, você pode mudar de médico sem que haja interrupção no seu tratamento; algo igualmente importante é que você se sente menos ansiosa e mais capaz de considerar suas opções cuidadosamente.

Converse com outras mulheres que tiveram câncer de mama e pergunte sobre seus médicos. Verifique se elas se sentem completamente satisfeitas com eles e se acham que são bem cuidadas. Pergunte se gostam da logística do consultório deles e se acham que eles dão a devida importância às suas necessidades na fase pós-tratamento. É perfeitamente aceitável que você marque uma consulta para conversar com um cirurgião ou oncologista clínico para ver se gosta de seu estilo de trabalho e conduta. O acompanhamento com esses especialistas é essencial.

Talvez você tenha que mudar de médicos por uma mudança de plano de saúde ou de cidade. Caso tenha que mudar de cidade, antes da mudança, peça para seu médico recomendar outros médicos na nova cidade. A maioria dos oncologistas tem amigos e colegas em várias cidades do país, e se você gosta de seu médico atual é provável que se sinta bem com as pessoas recomendadas por ele. Você pode ter certeza de que há bons oncologistas em todos os estados e que, com o tempo, você se sentirá tão segura com seus novos médicos como se sentia com os que cuidaram de você logo após seu diagnóstico.

Após consultas com especialistas diferentes durante o tratamento, pode ser difícil saber quem está no controle do seu tratamento agora. Você precisará se consultar com um(a) ginecologista e deve fazer exames de Papanicolau anualmente, assim como se consultar com um clínico-geral, para verificar o estado geral da sua saúde. Você perceberá agora, após o histórico médico de câncer, que qualquer reclamação ou sintoma será levado mais a sério. A recorrência do câncer muitas vezes será cogitada em um diagnóstico – e esta poderá ser uma das possi-

Acompanhamento médico

bilidades levantadas pelo seu médico quando surge um novo problema. Pode ser irritante notar que não só você se preocupa com qualquer dor ou pontada, mas seus médicos também!

Seria bom conversar com seu clínico e com seu médico oncologista sobre como lidar com as preocupações e dúvidas que certamente aparecerão nos próximos meses e anos. Para quem você deve ligar caso sinta dores nas costas? E se tiver dor de garganta e febre? Eles a ajudarão a saber quais problemas pertencem à especialidade de cada médico. Algumas mulheres têm também suas preferências pessoais sobre para quem ligar quando há uma preocupação. Pode parecer menos assustador ligar para seu clínico porque ele não está o tempo todo pensando sobre seu câncer. Alternativamente, pode ser mais tranquilizador ligar para seu oncologista e ficar sabendo que seu problema certamente não tem nada a ver com o câncer de mama.

Um dos verdadeiros choques ao terminar o tratamento ativo é saber que nunca haverá uma forma concreta de se ter certeza de que você está completamente curada e livre do câncer. Você se acostumou aos cuidados e conselhos tranquilizadores constantes de seus médicos e de outros profissionais da área. Durante o tratamento, você provavelmente deu pouca atenção a como eles continuariam a monitorar seu progresso após o fim do tratamento ou como teriam certeza de que você continuaria bem. Agora você está cara a cara com a realidade de que não há como ter essa certeza.

Há dois tipos de recorrência de câncer de mama: a local (no seio) e a distante. Conforme será abordado no Capítulo 16, a maior preocupação é com a recorrência distante. O câncer de mama que volta no mesmo seio onde começou é tratável e potencialmente curável. O câncer de mama que retorna em outra parte do corpo é tratável, mas não curável. Os locais mais comuns da metástase do câncer de mama são os ossos, pulmões, fígado, nódulos linfáticos (normalmente abaixo do braço e no pescoço) ou cérebro. A recorrência do câncer de mama em qualquer desses locais ainda seria câncer de mama. Ou seja, o câncer de mama recorrente no pulmão é um câncer de mama no pulmão e não um câncer de pulmão. Seu médico provavelmente falou sobre os sintomas aos quais você deve prestar atenção: dores nos ossos, tosse persistente, falta de ar, nódulos linfáticos aumentados, dor no lado direito do abdômen (onde está seu fígado), sintomas neurológicos ou sensação geral de mal-estar.

É assustador considerar qualquer uma dessas possibilidades e perturbador saber que muitos deles são também sintomas de doenças comuns. Como saber a

Câncer de Mama – Um guia prático para a vida após o tratamento

diferença? A dor nos ossos, por exemplo. É difícil de ela ser diferenciada da dor muscular ou nos tendões. A dor do câncer nos ossos, entretanto, não passa e retorna, não muda de um lugar para outro, e só piora gradualmente. Uma dor que interrompa seu sono durante a noite precisa ser relatada a seu médico. A menos que a dor seja intensa, lembre-se da regra das duas semanas.

Que tipo de acompanhamento você pode esperar, o que seus médicos procuram nos exames? Em 1997, a American Society of Clinical Oncology (Asco, Sociedade Americana de Oncologia Clínica) lançou diretrizes, ou padrões de cuidados, para o acompanhamento do câncer de mama. Seu objetivo foi "determinar uma estratégia eficiente de vigilância pós-tratamento, baseada em evidências, para a detecção e o tratamento da recorrência do câncer de mama. Testes são recomendados apenas caso tenham impacto no resultado (sobrevivência) especificado pela Asco em suas normas de prática clínica". Isso significa que seu grupo de especialistas examinou cuidadosamente e avaliou os resultados de múltiplos estudos bem elaborados para estabelecer padrões seguros e aceitáveis de tratamento.

O resumo das recomendações gerais dos médicos inclui o autoexame mensal de mama, mamografias anuais tanto do seio tratado quanto do outro, um exame físico cuidadoso e um histórico médico a cada três ou seis meses durante os três primeiros anos e a cada seis ou doze meses após esse período. Eles especificamente ressaltam que não recomendam uma rotina de exames de mama como ressonância magnética, tomografias, tomografia óssea, radiografia de tórax, ultrassom de fígado, tomografia cerebral ou mesmo marcadores tumorais (CEA e CA 27.29) como parte dos exames de sangue.

Vale a frase "menos é mais" quando se trata de exames e que, em quase todas as vezes, encontrar um câncer de mama recorrente ou uma metástase um pouco mais cedo em um exame de sangue ou tomografia não fará diferença no resultado final. Por exemplo, se um exame de sangue indicar o aparecimento de um marcador de câncer de mama em fevereiro e as radiografias e tomografias de acompanhamento encontraram uma pequena metástase óssea, o tratamento para esse problema (radioterapia e/ou quimioterapia) provavelmente terá a mesma eficácia caso ocorra no início de fevereiro ou vários meses depois, quando a dor óssea trouxer o problema à tona. Além disso, a qualidade de vida de uma paciente pode ser melhor caso ela não esteja ciente de um problema sério, até que ele cause um sintoma ou se transforme em uma preocupação médica.

Pode parecer que isso vai contra sua intuição, mas é importante entender a diferença entre as realidades e recomendações médicas e psicológicas. Como você

Acompanhamento médico

sabe, o câncer de mama que se espalhou ou teve metástase fora do seio (isso não inclui os nódulos linfáticos da axila) é tratável, mas não curável. O pássaro saiu da gaiola. Qualquer terapia recomendada para tratar o câncer de mama metastático será de fato eficiente se iniciada agora ou um pouco mais tarde. O momento em que se inicia o tratamento para o câncer de mama metastático não afeta a sobrevida de uma forma geral. Isso explica a razão pela qual esperar para lidar com uma metástase apenas quando ela causa um sintoma não compromete o resultado final a longo prazo. Uma série de estudos clínicos bem conduzidos reforça este ponto.

Há exceções a essas recomendações, e alguns médicos preferem fazer o acompanhamento de suas pacientes com mais exames. Falarei mais sobre os tipos de exames de acompanhamento mais à frente neste capítulo. Nos dois ou três primeiros anos após o término do seu tratamento, quando o risco de recorrência é maior, seu médico pode optar por fazer exames de sangue para verificar se há marcadores tumorais ou pedir outras radiografias ou tomografias. Pergunte a ele quais são os sintomas comuns da recorrência e entenda bem o que deve relatar.

Se o seu tratamento fez parte de um estudo clínico, esse estudo terá diretrizes específicas para seu acompanhamento e, provavelmente, incluirá exames de sangue e tomografias. Se esse é seu caso, você já foi informada dos exames que fará nos próximos anos.

Como foi dito anteriormente, é quase sempre tão seguro e eficiente esperar até que um sintoma torne o problema óbvio antes de iniciar o tratamento de uma doença metastática. As únicas exceções são os sintomas claramente assustadores e inquietantes. Se você de repente passar a enxergar dobrado, tiver outros sintomas neurológicos ou desenvolver dores de cabeça fortes e constantes, deve entrar em contato com seu médico. Caso tenha tanta falta de ar que não consiga subir escadas ou perceba que seu abdômen expandiu tanto que parece estar grávida de seis meses, deve entrar em contato com seu médico também. Entretanto, situações como essas são muito raras em mulheres que estavam bem até a ocorrência do problema. Na maioria das preocupações, lembre-se da regra das duas semanas.

É importante lembrar que as consultas de acompanhamento com seus médicos e os exames que recomendarem provavelmente sejam estressantes. Não importa o quão bem você esteja se sentindo e o quanto você tenha conseguido tirar as preocupações com o câncer de sua mente; retornar ao médico ou fazer uma mamografia causará ansiedade. Muitas mulheres contam que ficaram tristemente surpresas ao descobrirem que simplesmente entrar na sala de espera do médico fez que sentissem náusea e ansiedade. Com o passar do tempo, essas

Câncer de Mama – Um guia prático para a vida após o tratamento

visitas vão ficando mais fáceis, mas mesmo mulheres que tiveram seu diagnóstico de câncer de mama há muitos anos contam que não dormem bem na noite anterior às suas consultas e que continuam a se preocupar com o fato de que algo não estará bem.

Talvez seja tranquilizador saber que essas preocupações são completamente normais. Tente identificar o que a preocupa mais. Se você teme que seu médico possa descobrir outro caroço em seu seio ou um nódulo linfático aumentado, pode fazer um autoexame cuidadoso para estar quase certa de que não há nada a ser encontrado. Caso você esteja mais preocupada com os exames de sangue, pode tirar sangue alguns dias antes da sua consulta para que os resultados estejam prontos quando for se encontrar com seu médico. Também pode ser útil pensar como você vai lidar com esses dias difíceis. É melhor estar com a agenda cheia e muito ocupada ou ter tempo para ficar quieta e sozinha? Ajudaria se alguém a acompanhasse na consulta ou você prefere ir sozinha? Uma amiga ou amigo pode ajudá-la a se lembrar de suas dúvidas, lembrar o que o médico disse, dar apoio e companhia caso você esteja preocupada.

Apesar de haver controvérsia sobre quais exames devem fazer parte dos cuidados regulares após o câncer de mama, se é que algum deva ser feito, o mais comum é fazer poucas tomografias ou raios X de rotina, em vez de muitos, exceto pelas mamografias anuais.

Há alguns exames que às vezes são utilizados. Veja a seguir:

• Mamografias: Você já está familiarizada com essas radiografias e sabe que eles muitas vezes detectam o câncer de mama muito antes que ele possa ser encontrado por exames clínicos ou de toque. Você ainda precisará fazer mamografias anuais. No entanto, os médicos não sugerem que mulheres que tiveram câncer de mama façam mamografias com mais frequência. Caso você tenha feito mastectomia e reconstrução, provavelmente não terá que fazer mamografia desse seio, pois quase não há mais tecido do seio após essa cirurgia. Ainda assim, você precisará fazer mamografias anuais do seu outro seio. Pergunte se a mamografia digital é adequada para seu caso.

• Ultrassom de mama: Novamente, você pode estar familiarizada com o ultrassom de mama desde o período do seu diagnóstico. O ultrassom utiliza ondas

Acompanhamento médico

de som que se transformam em imagens das partes do seu corpo que estão sendo examinadas. Muitas vezes usado em paralelo às mamografias, ele pode detectar se um caroço é sólido ou se está cheio de líquido, mas não pode indicar com certeza se um caroço é canceroso.

• Imagem por ressonância magnética (IRM): A IRM de mama utiliza campos magnéticos, e não a radiação dos raios X, para obter imagens do corpo. É muito útil para exames profundos de vários órgãos internos e vem sendo utilizada em alguns centros como ferramenta para detectar o câncer de mama. Mas embora a IRM seja muito sensível, ela não é muito específica, então há dificuldade para interpretar os resultados de suas imagens dos seios; entretanto, isso vem melhorando com o tempo e a experiência. Este exame está sendo mais utilizado em mulheres que estão sob risco particularmente alto de desenvolver um segundo câncer de mama e é marcado anualmente, em um intervalo de seis meses após a última mamografia.

• PET *Scan*: O (PET) *Positron Emission Tomography* é outro teste-diagnóstico relativamente recente que, às vezes, é utilizado em casos de câncer. Entretanto, as imagens radiológicas produzidas por essas tomografias são de difícil interpretação, e podem ser visualizadas anomalias impossíveis de se identificar. A ansiedade resultante e a possível necessidade de se fazerem biópsias são problemáticas. Por essas razões, essas tomografias não são aconselhadas por muitos médicos como exames de acompanhamento rotineiros, embora sejam utilizadas mais frequentemente nos casos de câncer avançado.

• Radiografias do tórax: Estamos familiarizadas com solicitações de exames de raios X do tórax por razões que não têm nada a ver com câncer de mama (por exemplo, verificar se há pneumonia ou como um exame pós-operatório). Como o câncer de mama pode fazer metástase no pulmão, esses exames podem ser utilizados para determinar se há algum sinal de câncer nesse orgão. Entretanto, não são recomendados para a detecção de rotina e são solicitados apenas quando há um sintoma que cause preocupação.

• Tomografia óssea: Você pode ter feito uma tomografia óssea na fase inicial do seu diagnóstico. Pode haver outras razões além do câncer (como artrite ou um dano ocorrido no passado) que resultem em tomografias ósseas suspeitas, e

Câncer de Mama – Um guia prático para a vida após o tratamento

nesses casos a tomografia deveria ser seguida de um raio X. Tomografias dos ossos não são recomendadas em acompanhamento de rotina. São apenas solicitadas caso haja dor nos ossos e preocupação com uma possível metástase óssea.

• Densitometria óssea: Essas tomografias indolores são parte dos exames de acompanhamento para mulheres que estão tomando inibidores da aromatase (IA). Além do exame básico, os exames de densidade óssea devem ser repetidos a cada doze ou dezoito meses enquanto se tomar IA. Se necessário, há medicamentos que podem estabilizar a perda óssea.

• TAC *Scans*: A tomografia axial computadorizada é um raio X especializado que permite uma visão detalhada em camadas de uma parte do corpo. As TACs são utilizadas nos casos de câncer de mama para explorar a possibilidade de haver metástase em um órgão ou uma região específica do corpo. No caso de uma doença metastática já conhecida, ela é utilizada para avaliar a diminuição ou o crescimento do câncer em resposta ao tratamento que vem sendo feito.

• IRM: A imagem por ressonância magnética é utilizada, assim como a TAC, para determinar para onde o câncer de mama se espalhou ou para ter acesso à resposta ao tratamento feito nos casos de uma doença metastática conhecida. TACs e IRMs não fazem parte dos exames de acompanhamento, com exceção dos acompanhamentos em alguns experimentos clínicos.

• Exames de sangue: Você fez exames de sangue para cuidar da saúde, por uma ou outra razão, durante toda sua vida e tirou sangue frequentemente durante sua quimioterapia para verificar sua contagem sanguínea. Há muitos exames de sangue que podem ser utilizados durante o acompanhamento:

1. CSC ou contagem sanguínea completa: Este exame verifica o número de glóbulos brancos, glóbulos vermelhos e plaquetas em seu sangue. Não se assuste caso leve vários meses após a quimioterapia para que sua contagem retorne aos níveis normais. É até mesmo possível que ela nunca retorne a seus antigos níveis e pode sempre estar abaixo da média. Você pode estar completamente saudável e bem, e ter contagem sanguínea no limite mínimo da média normal.

2. Química sanguínea: Este exame pode ser solicitado para verificar o funcionamento dos seus rins e do fígado. Você pode ouvir os termos teste de função

Acompanhamento médico

hepática, série de função do fígado ou tomografia do fígado para designar exames que verificam os níveis das enzimas e da bilirrubina, que podem indicar câncer ou outros problemas no fígado. Outros químicos do sangue, não específicos do câncer, verificam os níveis de cloro, eletrólitos (sódio, potássio, bicarbonato), nitrogênio da ureia, creatina (função do rim) e cálcio.

3. Marcadores tumorais de câncer: Estes exames de sangue são os que causam mais ansiedade associada aos cuidados com a saúde durante o acompanhamento médico. Caso haja câncer de mama ativo em algum lugar do seu corpo, a divisão e o crescimento dessas células são capazes de gerar substâncias que podem ser medidas no sangue. Entre esses marcadores estão o CEA e o CA 15-3 (ou CA 27.29). Infelizmente, os resultados desses marcadores não são sempre confiáveis. É possível ter marcadores elevados por fumar, por certos medicamentos ou por outras causas benignas, ou ainda marcadores normais com a presença de uma doença metastática. Conheci mulheres que ficaram em pânico quando encontraram um marcador elevado durante uma consulta de rotina. Quando o sangue delas foi tirado novamente para verificar a acuidade do exame, os resultados vieram normais. Caso isso aconteça com você, tenha em mente a possibilidade real de que na primeira leitura pode ter havido um erro do laboratório, um falso positivo, e de que o segundo resultado será normal.

Esses marcadores são assustadores principalmente por não podermos ver ou saber o que há em nosso sangue. A maioria de nós examina obsessivamente nossos seios e o corpo todo antes das consultas. Quando não sentimos nada incomum, ficamos um pouquinho mais confiantes para entrar no consultório médico e fazer os exames. Martha, uma consultora de plano de saúde de cinquenta anos, descreveu sua experiência de *check-up* de um ano desta forma: "Fui fazer o exame de sangue CEA para examinar meu câncer, e quando fui retirar sangue, chorei. O técnico de laboratório perguntou: 'Por que você está chorando?' e eu respondi: 'Porque estou com medo que meu câncer tenha voltado'. Ele disse, com um forte sotaque crioulo francês: 'Nós vamos conseguir!'. Achei maravilhoso o que ele disse".

"Então, quando encontrei com meu oncologista, a primeiríssima coisa que ele disse, antes mesmo de dizer 'Bom dia, Martha', foi o número do meu CEA. Embora estivesse normal, chorei novamente.

Posso dizer agora, três anos após terminar meu tratamento, que estou muito melhor. Agora apenas choro quando vou a meu oncologista e sou uma 'garota muito corajosa' quando estou com o técnico do laboratório. Especialmente porque há tanta gente tirando sangue ao mesmo tempo, e que claramente

83

Câncer de Mama – Um guia prático para a vida após o tratamento

está no meio do tratamento, que me sinto especialmente forte e tenho que me comportar bem."

É importante que você continue a fazer autoexames de mama mensalmente. Ninguém conhece seu corpo como você, e você deve se familiarizar com a sensibilidade que seus seios têm. Minha opinião, baseada em conversas que tive com várias mulheres, é que até mesmo as mulheres que eram compulsivas a respeito do autoexame antes de ter câncer acham difícil continuar a fazê-lo agora.

Essa relutância pode ser por causa do intenso medo de encontrar algo diferente ou do fato de que, ao ser tocado, o seio afetado tenha uma sensação muito diferente da que tinha antes do câncer. O tecido da cicatriz, especialmente após a radioterapia, fica duro, encaroçado e "esquisito". Mas, mesmo assim, você deve encontrar uma forma de se examinar com frequência suficiente para que esse procedimento se torne comum para você, a ponto de conseguir perceber caso algo mude. Você não pode contar somente com seus médicos, não importa a frequência com que venha sendo examinada, deixando-os completamente responsáveis por perceber qualquer mudança.

Infelizmente, conheci mulheres que encontraram um segundo câncer tanto no mesmo seio quanto no outro, alguns anos após o tratamento. Em alguns desses casos, seus médicos não conseguiram sentir nada anormal, mas levaram em conta a certeza da mulher de que algo havia mudado. Foi então que a mamografia ou o ultrassom mostrou o câncer. No meu caso, eu descobri o primeiro câncer, mas uma mamografia anual encontrou o segundo. Assim como anteriormente, você conhecerá seu corpo e seus seios melhor do que ninguém, e você é quem tem a maior responsabilidade sobre você mesma. Seja sua melhor advogada. Se seu médico não a ouve, continue falando. Insista em fazer uma biópsia caso esteja realmente preocupada com alguma mudança em seu seio.

Os exames de acompanhamento são um tópico frequente nos meus grupos de apoio para mulheres que terminaram seus tratamentos ativos. Há normalmente empate entre aquelas que pedem para fazer exames de sangue ou consultas médicas com a maior frequência possível e aquelas que preferem se distanciar ao máximo dos cuidados médicos. Algumas se tranquilizam recebendo resultados normais de exames e ao ouvir que "tudo parece bem". Outras acham que resultados normais de exames físicos e de laboratório não são garantia de que tudo esteja realmente bem e preferem "não saber nada sobre um problema um dia antes do que realmente precisam".

Acompanhamento médico

Aos poucos você descobrirá qual é a melhor estratégia para você. Lembre-se de que um câncer de mama recorrente sempre mostrará sintomas e será impossível ignorá-lo. Você pode optar por um acompanhamento com vigilância menor, assim como pode optar por visitas e exames mais frequentes. Levando em conta que você vá a consultas médicas a cada três ou seis meses, faça autoexames, preste atenção em seu corpo e em como se sente, e faça mamografias anuais. O mais importante é o seu bem-estar psicológico. Com o passar do tempo, você descobrirá o que lhe deixa mais segura, e é provável que seu médico fique feliz em fazer seu acompanhamento de forma que aumente o seu bem-estar.

Caso algum dia tenha que lidar com a recorrência de seu câncer de mama, é provável que seja a primeira a saber. Embora os médicos descubram alguns problemas durante as visitas de acompanhamento, a maioria dos sintomas é percebida pelas pacientes no período entre consultas. Essa é uma notícia ao mesmo tempo boa e má. Meu marido, que é um médico oncologista experiente, diz às suas pacientes: "Se você está se sentindo bem, é provável que esteja bem". Seja tranquilizada por sua boa saúde. Mas mantenha-se vigilante, mesmo que isso signifique que você, como a maioria de nós, fique superalerta a qualquer dorzinha ou pontada, e tenha que lutar para não se tornar uma hipocondríaca no que se refere à monitoração do seu corpo.

Quando converso com mulheres que terminaram o tratamento recentemente, previno-as de que, especialmente nos primeiros meses ou anos, elas terão certeza de que cada torcicolo, dor nas costas ou dor de cabeça seja o retorno do câncer. É muito provável que, durante o curso do ano após o tratamento, você sinta uma dor ou pontada que a assustará a ponto de ligar para seu médico. Pode ser mais assustador ainda descobrir que seu telefonema será levado a sério e que você será recebida rapidamente. Siga a regra das duas semanas: na maioria dos casos, caso sua dor ou os sintomas não persistam por duas semanas inteiras, você não precisa reportá-los a seu médico. Caso eles realmente durem esse período, você deve ligar, mas deve ter em mente que mesmo assim é provável que haja pouca consequência. Com o tempo você passará por muitos incidentes de medo e alívio, e se sentirá um pouco menos amedrontada quando sentir que algo está errado. É mais fácil acreditar em resultados positivos após ter passado por essa experiência.

Cerca de dois anos após o diagnóstico do meu primeiro câncer e um ano e meio após completar o tratamento, meu marido e eu passamos férias maravilhosas em St. John. Ao sol e no mar sedoso, me divertindo, me senti completa, bem

Câncer de Mama – Um guia prático para a vida após o tratamento

e saudável. Mas alguns dias após nosso retorno, enquanto coçava o pescoço, senti um nódulo linfático duro. Instantaneamente o relógio parou e o tempo voltou. Mais uma vez era uma manhã de fevereiro, e mais uma vez, ao acordar, senti um caroço que me apavorou. Mais uma vez pedi, por favor, para meu marido examinar o local, e, exatamente como na última vez, seu rosto mostrou preocupação. Buscando desesperadamente a coragem e sabedoria que encontrei durante os dois anos anteriores, disse que isso não ia estragar nossa manhã de domingo e pulei da cama para pegar minha roupa de corrida. Assumi a liderança sem saber outra forma de encarar os minutos ameaçadores. Ele fez o mesmo.

Há uma lei que obriga os donos de cães a andar com eles na coleira e na guia em nossa comunidade, e nós quase sempre levamos nosso cão com coleira e guia quando corremos ou andamos pelas ruas. Nessa manhã, nos encontramos com uma mulher correndo com seu cão solto, que, de forma amigável, veio cheirar e brincar com nosso Jasper, este, sim, levado com a guia. Para meu horror e surpresa, me vi literalmente gritando com ela: "Você não sabe que há uma lei sobre cães terem que andar com guias aqui? Coloque a guia no seu cachorro agora mesmo!". Eu sabia que estava sendo ridícula, mas não conseguia parar, e quando meu envergonhado marido tentou dizer algo conciliador, eu, é claro, gritei com ele também e fui batendo os pés pela rua com lágrimas escorrendo pela minha face.

Na manhã seguinte pedi para minha oncologista examinar o nódulo linfático e vi no rosto dela a mesma expressão de preocupação do meu marido. Tentando me confortar, ela comentou sobre uma pequena alergia no meu pescoço, sugeriu que talvez estivesse relacionada, e disse que poderíamos esperar uma semana em vez de nos apressarmos fazendo uma biópsia. A despreocupação dela foi desmascarada um pouco mais tarde naquele dia quando minha cirurgiã me ligou para dizer que soube do meu nódulo linfático e gostaria que eu fosse vê-la.

Não há maneira certa ou errada de agir nesse tipo de situação. Se o nódulo fosse canceroso, não faria diferença se ele fosse identificado naquele dia ou muitas semanas depois. Eu sabia bem até demais sobre as sérias implicações de uma metástase, e não podia aguentar o trauma de encarar esse diagnóstico. Eu disse que não estava pronta para lidar com isso e que ligaria para ela em duas semanas caso o nódulo ainda estivesse lá.

Eu sabia que ela não ia ficar contente com essa resposta, mas não mudei de ideia. Outras mulheres poderiam ter optado por ir imediatamente fazer a biópsia. Quer seja por negação, medo, raiva ou simplesmente por teimosia, não pude fazê-la. Em vez disso tentei, com muito pouco sucesso, não ficar colocando a mão no nódulo e me forcei a enfrentar os próximos dias. Uma semana depois, a alergia na parte de trás do meu pescoço estava mais pronunciada e isso me deu a esperança de que o nódulo fosse uma reação à alergia. Os olhares preocupados do meu marido e da minha doutora, entretanto, sugeriam que ele não se parecia com um nódulo linfático reativo ao toque de seus dedos experientes. No fim da segunda semana, tanto a alergia quanto o nódulo tinham desaparecido.

Foi uma experiência horrível, e me ensinou várias lições importantes. Primeiro, ela me lembrou de que nem sempre ajo com graça e coragem. Segundo, reaprendi a necessidade de as pessoas conhecerem seu próprio estilo e necessidades. Se você acha bom investigar imediatamente um possível novo problema ou se você opta por se esconder dele por um tempo, a decisão é sua. Obviamente você não pode se esconder para sempre se o problema persistir, mas tem um pouco de tempo para manter as possibilidades para si mesma. Finalmente, provou que, às vezes, finais felizes ocorrem. Tendo tido câncer de mama, é difícil se convencer de que as coisas podem dar certo. Elas podem e isso acontece muito frequentemente.

Resumo de acompanhamento médico

• Entenda que você fará consultas com seus médicos oncologistas por muito tempo, se não pelo restante de sua vida.

• Esteja ciente de que essas consultas a deixarão ansiosa. Muitas mulheres acham que a semana antes de ir à consulta com seu médico oncologista clínico é muito difícil. Se você tem que fazer exames de sangue e tomografia, ficar esperando pelos resultados é certamente estressante. Pense sobre maneiras para tornar esse período mais fácil para você. Talvez você possa planejar uma tarde com amigos na noite anterior à sua consulta ou um jantar especial na noite após a consulta com seu médico. Decida se você se sentirá melhor ou pior levando alguém com você às consultas e planeje de forma adequada.

• Entenda que a frequência das consultas diminuirá após os primeiros dois ou três anos.

• Tente alternar suas consultas com seus médicos. Ou seja, se você tem que se consultar com seu cirurgião e com seu médico oncologista a cada seis meses, alterne as consultas para que veja cada um deles a cada três meses. Você pode registrar todos os seus exames e consultas no *site* www.myhealthtestreminder.com para receber *e-mails* que a avisem sobre as datas.

Câncer de Mama – Um guia prático para a vida após o tratamento

- Converse com seu(s) médico(s) sobre o que faz que você se sinta bem tratada e segura. Por exemplo, se você precisar se tranquilizar sobre algo, é melhor mandar um *e-mail* ou ligar para ele? Você precisa conversar novamente sobre os resultados dos exames da sua patologia ou sobre detalhes do seu tratamento, ou prefere se *focar* no aqui e agora?

- Lembre-se de que neste estágio a responsabilidade principal do monitoramento de sua saúde está mudando. Mais do que confiar em seus médicos, assuma a responsabilidade para si mesma.

- O mais importante é se lembrar de que enquanto você estiver se sentindo bem, provavelmente *estará* bem!

Capítulo 6

Terapias hormonais

As terapias hormonais são tratamentos sistêmicos contra o câncer de mama para mulheres que têm tumores receptores positivos de estrogênio efetivos. Assim como a quimioterapia, elas são tratamentos sistêmicos; isto é, tratam o corpo todo e têm a intenção de matar todas as células cancerosas remanescentes. O propósito de todas as terapias hormonais é reduzir ou eliminar a possibilidade de que o estrogênio tenha acesso a qualquer célula com câncer, porque o estrogênio estimula o crescimento das células receptoras positivas de estrogênio. (Mulheres cujo câncer é do tipo receptor negativo de estrogênio não são tratadas com terapias hormonais, porque suas células com câncer não dependem do estrogênio para crescer.) As principais fontes de estrogênio em mulheres em pré-menopausa são seus ovários. Após a menopausa – seja natural, induzida cirurgicamente ou induzida quimicamente pela quimioterapia –, pequenas quantidades de estrogênio ainda são produzidas pelas glândulas adrenais, células de gordura, tecido da mama e pele.

Algumas mulheres são tratadas com quimioterapia e terapia hormonal ou terapia endócrina, enquanto outras apenas recebem tratamentos hormonais. Se você está começando a tomar tamoxifeno ou um inibidor de aromatase (IA) após completar a quimioterapia, é provável que quase nem perceba que está fazendo um tratamento. Tomar uma pílula diariamente é algo bem diferente do que receber quimioterapia intravenosa! O tamoxifeno e os inibidores de aromatase têm o mesmo objetivo – reduzir o estrogênio –, mas funcionam de formas diferentes. O tamoxifeno impede que as células com câncer produzam estrogênio, enquanto os inibidores de aromatase reduzem a quantidade de estrogênio produzido pelo corpo, fazendo que haja menor quantidade dele disponível para as células com câncer de mama e para outras células.

Câncer de Mama – Um guia prático para a vida após o tratamento

Os tratamentos direcionados a alterar o ambiente hormonal em seu corpo são terapias muito poderosas e úteis. São relativamente fáceis de se administrar e causam poucos dos efeitos colaterais que acompanham a maioria das quimioterapias. O tamoxifeno (Nolvadex) vem historicamente sendo a medicação para terapia hormonal mais prescrita para mulheres com câncer de mama receptor positivo de estrogênio. Foi aprovado no Reino Unido em 1973 e nos Estados Unidos em 1977 para o tratamento de câncer de mama avançado (metastático). Esta é uma forma padrão para tratamentos em fase inicial – no caso de pacientes muito doentes. Se derem resultados positivos, são então avaliados em pessoas com câncer em estágios iniciais. Até o momento, o tamoxifeno já foi testado amplamente no tratamento de mulheres com câncer de mama em estado inicial e está sendo muito eficiente. Por isso, tem sido parte do tratamento inicial de mulheres com câncer de mama, aliado à cirurgia e, muitas vezes, à radioterapia, funcionando como adjuvante no tratamento inicial da lumpectomia/radioterapia ou mastectomia. Continua também a ser utilizado como tratamento válido para mulheres que têm câncer de mama metastático receptor positivo de estrogênio.

Descobriu-se que cinco anos de tratamento com tamoxifeno reduz a possibilidade de recorrência do câncer de mama em 47% e a de morte em 26% entre as mulheres com tipos de câncer de mama receptores positivos de estrogênio.[*] Apesar dos pontos positivos gerais, esses dados também indicam que, aproximadamente, metade dessas mulheres sofre recorrência do câncer de mama. Como o tratamento adjuvante com drogas tem comprovadamente aumentado significativamente tanto a sobrevida livre de doença quanto a sobrevida total dessas mulheres, tem havido grande interesse científico no desenvolvimento de outras terapias hormonais ou endócrinas que podem ser até mais efetivas e ter menor risco de efeitos colaterais do que o tamoxifeno, cujos efeitos são raros, mas sérios.

Atualmente, quase todas as mulheres que têm câncer receptor positivo de estrogênio são tratadas com algum tipo de terapia hormonal. O tamoxifeno, especificamente, é também com frequência usado como prevenção em casos de alto risco; falarei mais a respeito disso adiante neste capítulo. Com a adição de inibidores de aromatase ao tamoxifeno, como opção ao tratamento hormonal, esforços vêm sendo feitos para se identificar qual terapia é a melhor para cada situação de câncer de mama e quando/se uma combinação é adequada.

---

[*] *Early Breast Cancer Trialists' Group*, Lancet, 1998.

Terapias hormonais

Mulheres em pré-menopausa

Algumas mulheres em pré-menopausa com câncer de mama receptor positivo de hormônio tomam tamoxifeno por cinco anos como tratamento sistêmico único. Outras recebem primeiro a quimioterapia e depois tomam tamoxifeno. Os inibidores de aromatase não são utilizados para tratar mulheres em pré-menopausa porque não se sabe se eles eliminam efetivamente a quantidade de estrogênio produzido por ovários ainda em atividade. Há estudos clínicos sendo feitos para estudar mais profundamente essa questão, e o padrão de tratamento para mulheres mais jovens pode se desenvolver com o passar do tempo. É importante notar aqui que o uso do tamoxifeno em mulheres em pré-menopausa é um desenvolvimento relativamente recente. Até a metade da década de 1990, o tratamento hormonal era normalmente reservado apenas para mulheres em pós-menopausa. Uma verdade para todos os tratamentos contra o câncer é que pesquisas são feitas constantemente e as recomendações para tratamentos evoluem e mudam.

A terapia hormonal padrão para mulheres em pré-menopausa continua a ser cinco anos de tamoxifeno. Esse período tem sido capaz de reduzir a possibilidade da recorrência de um câncer de mama conhecido, melhorar as estatísticas gerais de sobrevida total e de sobrevida livre da doença, além de diminuir o risco de desenvolvimento de um segundo câncer de mama primário (completamente novo) no mesmo seio ou no outro.

Uma análise feita com mulheres tanto com câncer de mama receptor positivo de estrogênio quanto receptor negativo no *Tamoxifen Breast Cancer Prevention Trial* (Estudo para a Prevenção do Câncer de Mama com Tamoxifeno), apresentado no encontro da American Society of Clinical Oncology em 2000, confirmou o valor dessa droga na prevenção de novos cânceres de mama. Como as mulheres que já tiveram um câncer de mama estão no topo da lista de risco de desenvolver um novo tumor, essa confirmação é extremamente importante. O risco de desenvolver um segundo câncer primário é estimado em 1% ao ano e é maior em mulheres cujo primeiro foi diagnosticado em idade jovem ou que têm um câncer de mama hereditário (ver Capítulo 15). Se seu câncer de mama foi diagnosticado e tratado há algum tempo e seu médico não conversou com você sobre o tamoxifeno, vale a pena perguntar. As maneiras como as drogas são utilizadas mudam com o passar do tempo, e pode ser que agora haja a possibilidade de ela ser apropriada para você.

Câncer de Mama – Um guia prático para a vida após o tratamento

Há controvérsias sobre a utilização do tamoxifeno para mulheres cujas células com câncer de mama são receptoras negativas de estrogênio. Alguns oncologistas acreditam que isso também pode beneficiá-las, se não no tratamento de seu câncer de mama conhecido, mas reduzindo o risco de um segundo câncer de mama primário, conforme citado anteriormente. Entretanto, alguns estudos sugerem que mulheres que são receptoras negativas de estrogênio e que tomaram tamoxifeno não lidam tão bem com seu câncer de mama conhecido quanto as mulheres que não tomam a droga. Esta é outra conversa importante que você talvez queira ter com seu médico.

Como o tamoxifeno funciona? As células com câncer receptoras positivas de estrogênio precisam de estrogênio para sobreviver e se multiplicar. No processo que é descrito como "chave e cadeado", a célula precisa absorver estrogênio. O tamoxifeno engana as células com câncer – o "cadeado" – para que elas pensem que ele é a "chave", e as células o absorvem, fazendo que não consigam absorver estrogênio. Como resultado, as células com câncer morrem.

Normalmente descrito como antiestrogênico ou bloqueador de estrogênio, o tamoxifeno inibe o crescimento das células com câncer de mama cujos receptores de estrogênio são positivos (ER+), enquanto provê alguns dos benefícios que o estrogênio oferece para outras partes do corpo da mulher; ele ajuda a manter a densidade óssea, bons níveis de colesterol e a saúde cardíaca da mesma maneira que o estrogênio faria. Vale notar que algumas mulheres em estado de pré-menopausa, quando tomam tamoxifeno, podem perder densidade óssea; é recomendável fazer um teste de densidade óssea de base e uma tomografia de acompanhamento dois anos depois. No caso de algumas mulheres, o tamoxifeno também ajuda a manter a lubrificação vaginal; para outras, entretanto, acontece o contrário.

Para a maioria das mulheres, o benefício mais importante da droga é seu efeito anticâncer. O tamoxifeno reduz o risco da recorrência do câncer de mama tanto local quanto distante (ver Capítulo 16) entre 30% e 45%. Isso quer dizer, por exemplo, que caso seu risco de recorrência seja estimado em 20%, o tamoxifeno reduziria esse risco entre 30% e 45%. O resultado é que esse risco cairia para algo variando de 11% a 14%.

O tamoxifeno é normalmente prescrito em doses diárias de 20 mg que podem ser ingeridas em um comprimido de 20 mg ou em dois de 10 mg. Para a maioria das mulheres, a parte mais difícil é lembrar de tomar a medicação! Caso seu médico tenha prescrito uma drágea de 10 mg duas vezes ao dia, pode ser especialmente difícil. Um sistema pode ajudar. Algumas mulheres mantêm o frasco

Terapias hormonais

com os comprimidos próximo a suas escovas de dente para lembrá-las de tomar a medicação duas vezes ao dia. Outras passam o frasco do lado direito para o esquerdo da pia, e vice-versa, cada vez que tomam o medicamento. Outras ainda compram na farmácia uma caixa com divisórias mostrando os dias do mês e colocam uma pílula no compartimento referente a cada dia; isso faz que seja fácil verificar o compartimento de um dia específico. Caso você se esqueça de tomar uma dose, não tome a outra dobrada na próxima vez. O tamoxifeno fica no seu sistema por um longo período; ele tem o que se chama de meia-vida longa. Seu médico pode preferir que você pule essa dose e continue depois com a rotina normal.

Mulheres na pré-menopausa que tomam tamoxifeno podem continuar menstruando ou não. Acredita-se que o uso contínuo de tamoxifeno suprime a ovulação na maioria das mulheres. Entretanto, é possível engravidar enquanto se toma a droga, então as mulheres recebem sérias recomendações para continuar utilizando controle de natalidade; os efeitos da droga no desenvolvimento fetal são desconhecidos. Os cinco anos de tratamento com tamoxifeno podem parecer especialmente longos para mulheres mais jovens que têm esperança de engravidar. Alguns oncologistas estão abertos a conversar sobre uma interrupção nos cinco anos para permitir uma gravidez, e depois retornar ao tamoxifeno. Caso este seja um assunto importante para você, fale com seu médico.

As duas sérias complicações em potencial da terapia de longo prazo com tamoxifeno são o maior risco de câncer endometrial na parede do útero e o desenvolvimento de coágulos de sangue, ou trombose. Caso uma dessas raras complicações aconteça com você, você saberá. O câncer endometrial causa sangramento vaginal, e os coágulos sanguíneos causam dor e, muitas vezes, inchaço e vermelhidão na área afetada. Entretanto, sendo uma mulher jovem, caso tenha sangramento vaginal enquanto estiver tomando tamoxifeno, certifique-se de que isso não é um aviso do retorno da sua menstruação. Ligue para o médico e reporte o sangramento, mas não entre em pânico nem tire logo a conclusão de que você tem um novo câncer. O maior risco em sua vida é o da recorrência do seu câncer de mama, e você deve manter em mente que seu oncologista não teria prescrito tamoxifeno caso achasse que haveria mais riscos do que benefícios.

Ainda há controvérsias sobre pesquisas sobre o câncer endometrial em mulheres que tomam tamoxifeno, embora a maioria dos médicos não leve mais em conta essa recomendação. É bom lembrar que o risco é muito pequeno. Em média o risco é de três mulheres em cada mil, e o tamoxifeno aumenta esse risco para oito em cada mil. A maioria dos cânceres endometriais é curável com histe-

Câncer de Mama – *Um guia prático para a vida após o tratamento*

rectomia e eles avisam de sua presença por meio dos sangramentos. Na maioria das vezes, os sangramentos são inofensivos e podem ser um primeiro indício do retorno da menstruação, mas não deixam de ser indícios de que você deve ligar para seu ginecologista.

Se você continua ansiosa com o pequeno risco de desenvolver esse câncer, fale com seu médico sobre fazer anualmente uma ultrassonografia transvaginal ou ultrassom. Embora a maioria dos oncologistas tenha concluído que esses exames são desnecessários, alguns ginecologistas, assim como alguns clínicos-gerais, realmente preferem que suas pacientes façam logo esses exames. Como o tamoxifeno pode engrossar a parede endometrial, o resultado de um ultrassom transvaginal é normalmente interpretado como anormal. Um resultado anormal significa uma recomendação quase automática para que se faça uma biópsia endometrial – que, em quase todos os casos, vem com resultado normal. Essa sequência de eventos causa ansiedade e normalmente não serve a nenhum propósito médico positivo. Repito, como episódios de pequeno sangramento vaginal ou sangramento mais abundante podem ser indícios de vários problemas, a maioria dos médicos acha perfeitamente seguro e sábio não fazer esses exames anualmente.

A segunda consequência séria do uso prolongado de tamoxifeno é a formação de coágulos sanguíneos ou trombose. Embora sejam raros, os coágulos sanguíneos são ainda menos prováveis em mulheres mais jovens e mais ativas. Os coágulos tendem a se formar nas veias das pernas e podem ser perigosos se forem parar no pulmão, onde podem bloquear um vaso sanguíneo. A isso é dado o nome de embolia pulmonar.

A probabilidade de desenvolver coágulos sanguíneos enquanto se toma tamoxifeno é de aproximadamente oito em mil. Pergunte a seu médico se é aconselhável tomar uma aspirina infantil ou protegida por camada de solvência no estômago diariamente para reduzir ainda mais o risco. A aspirina é um anticoagulante e sabe-se que tomar uma diariamente ajuda a reduzir outros riscos à saúde. Vários oncologistas acham que isso é válido para as pacientes que tomam tamoxifeno. Alguns sintomas de coágulos sanguíneos são vermelhidão, inchaço ou desconforto nas pernas, dor repentina no peito, ou falta de ar. Caso você tenha um desses sintomas, ligue imediatamente para seu médico. Embora seja um efeito colateral muito raro, é potencialmente perigoso, mas dá sinais de aviso que permitem que você procure ajuda rapidamente.

Os efeitos colaterais mais comuns do tamoxifeno são ondas de calor, aumento de peso, diminuição da função sexual e dores musculares e nas articulações. Como esses sintomas também estão associados ao uso de inibidores de aromatase, estas, assim como outras reações menos comuns, serão discutidas adiante neste capítulo.

Embora atualmente o tamoxifeno seja o tratamento hormonal/endócrino padrão para mulheres em pré-menopausa, estudos clínicos vêm sendo feitos para verificar o valor do uso de inibidores de aromatase (IAs) nessa população. Embora se saiba que os IAs sejam menos eficientes em mulheres que ainda menstruam, esses estudos requerem a supressão da operação dos ovários, o que pode ser obtido com injeções mensais de Lupron ou retirando os ovários cirurgicamente. Esses estudos focam mulheres que estão começando a terapia hormonal após completar a quimioterapia, e não mulheres que já fizeram tratamento com tamoxifeno. No futuro, saberemos se o tamoxifeno ou se os inibidores de aromatase e a eliminação dos ovários é o melhor tratamento para mulheres em pré-menopausa.

Mulheres em pós-menopausa

É importante definir primeiro o significado de pós-menopausa no que se refere a mulheres que tiveram câncer de mama. Se você menstruava na época do seu diagnóstico, vão se referir a você como tendo câncer de mama pré-menopausa – mesmo que os tratamentos tenham feito sua menstruação parar, embora não esteja na menopausa. As decisões sobre terapias hormonais são, entretanto, feitas com base no seu estado menstrual atual. Isto é, se você está certamente em menopausa agora, é considerada pós-menopausa. Se você estava menstruando quando começou a quimioterapia e sua menstruação não retornou, pode haver um período incerto sobre seu estado. A maioria dos oncologistas apenas a consideraria em estado de pós-menopausa seis meses depois do término da sua quimioterapia se sua menstruação ainda não tiver retornado. Às vezes, um exame de sangue é feito para verificar os níveis do hormônio luteinizante (LH) e do hormônio foliculo--estimulante (FSH) em seu sangue. Os níveis desses hormônios podem definir se seus ovários ainda estão funcionando, ou se você está em menopausa.

Cada vez mais, os inibidores de aromatase (IAs) são prescritos para mulheres em pós-menopausa com câncer de mama receptor positivo de estrogênio. A aromatase é uma enzima que produz estrogênio em tecido gorduroso. (Note que essa é a razão pela qual estar acima do peso – ter excesso de gordura – às vezes é um fator de risco para o câncer de mama ou para a recorrência do câncer

Câncer de Mama – Um guia prático para a vida após o tratamento

de mama.) Nas mulheres em pós-menopausa, a maior parte do estrogênio que é produzido pelo corpo não vem dos ovários. É produzido nas glândulas adrenais, que convertem uma substância chamada precursor esteroide em estrogênio com a ajuda da enzima aromatase. Drogas que interferem nesse processo natural causam o esgotamento de estrogênio, fazendo que as células com câncer de mama fiquem sem esse hormônio essencial para seu crescimento. Com isso, os inibidores de aromatase e o tamoxifeno têm o mesmo efeito positivo – a morte de qualquer célula com câncer de mama ainda existente –, mas conseguem o mesmo efeito por meio de mecanismos biológicos diferentes.

Os inibidores de aromatase (incluindo Arimidex, Femara e Aromasin) formaram uma outra categoria de terapia hormonal que está sendo cada vez mais utilizada para mulheres que têm câncer de mama em estágio inicial. Essas drogas não são novas, elas – especialmente Arimidex – vêm sendo utilizadas há anos no tratamento de câncer de mama metastático, assim como no tratamento de mulheres que têm dificuldade para tomar tamoxifeno. Desde o ano 2000, entretanto, algumas mulheres estão tomando um inibidor de aromatase após completar um ciclo de cinco anos com tamoxifeno, e a nova tendência vem sendo o uso de IAs no lugar do tamoxifeno para mulheres que recebem tratamento adjuvante para câncer de mama em estágio inicial.

Em 2003, resultados interinos de um grande estudo clínico internacional chamado MA-17, coordenado pelo National Cancer Institute of Canada (Instituto Nacional do Câncer do Canadá), foram publicados. Este foi o primeiro estudo focado no uso do IA Femara (letrozole) após cinco anos de terapia com tamoxifeno em mulheres em pós-menopausa com câncer de mama hormônio-positivo. Os resultados, após uma média de acompanhamento de 2,4 anos, indicaram uma queda de 43% na recorrência do câncer de mama e uma melhora significativa do período de sobrevivência sem a doença nas mulheres que tomaram a droga. Um Comitê Independente de Monitoração dos Dados revelou o estudo nesse momento, para que as mulheres que estavam no grupo de controle do estudo e que tomavam um placebo pudessem começar a tomar Femara. Tem havido polêmica a respeito da interrupção precoce desse estudo, porque isso significa que os dados referentes à sobrevida (o possível aumento da sobrevida com Femara) não ficarão disponíveis; entretanto, os resultados foram tão positivos que o comitê achou eticamente imperativo parar o estudo.

Em dezembro de 2005, o *New England Journal of Medicine* (Jornal de Medicina da Nova Inglaterra) publicou os resultados de um grande estudo

Terapias hormonais

internacional comparando o uso de Femara e tamoxifeno em mulheres em pós-menopausa com câncer de mama em estágio inicial. A conclusão, após acompanhamento médio de 25 meses, foi de que o tratamento adjuvante com letrozole, comparado ao tamoxifeno, reduziu o risco de recorrência da doença, especialmente em locais distantes. Em cinco anos, houve uma diferença absoluta nas taxas de reincidência em 3,5 pontos porcentuais entre os dois grupos. Esse amplo estudo, chamado BIG 1-98, é um estudo randômico que também compara o tratamento sequencial com tamoxifeno e letrozole em qualquer ordem; mulheres foram escolhidas randomicamente para receber uma das drogas por dois anos, e, em seguida, a outra por três anos. Levará muitos anos para que os resultados dessa sequência fiquem disponíveis.

Os efeitos colaterais dos inibidores de aromatase são poucos. O que causa maior preocupação é a possibilidade de perda da densidade óssea – osteopenia ou osteoporose. Diferentemente do tamoxifeno, que pode ajudar a preservar a densidade mineral dos ossos, os IAs podem reduzir a densidade óssea e aumentar o risco de fraturas. As mulheres que tomam inibidores de aromatase devem fazer uma tomografia de densidade óssea e densitometria óssea de base quando começam o tratamento, e fazer tomografias regulares aproximadamente a cada dezoito meses. É importante prestar atenção em manter a saúde óssea por meio de exercícios, parar de fumar e ingerir quantidade adequada de cálcio (1.200-1.500 mg/dia), além de vitamina D. Há muitas drogas prescritas para tratar a osteoporose, então a diminuição da densidade óssea por causa de um IA raramente significa que você terá que parar de tomá-lo. Como os IAs não têm o mesmo efeito de proteção do estado cardíaco e dos níveis de colesterol que o tamoxifeno, é importante ter sempre em mente as recomendações gerais de saúde no que se refere a dietas e exercícios. Uma declaração publicada pela American Society for Clinical Oncology (Asco) em 2005 relatou que os dados atuais são insuficientes para determinar claramente os efeitos dos IAs em doenças cardiovasculares, especialmente nas doenças coronárias.

É claro que haverá pesquisa contínua a respeito do melhor uso dos tratamentos hormonais/endócrinos. Os estudos verificarão quais drogas são mais efetivas, o melhor tempo de tratamento e as melhores sequências de tratamento. É provável que a maioria das mulheres que tenham câncer de mama receptor positivo de estrogênio seja tratada com uma ou outra, ou com várias terapias hormonais por muitos anos.

Em abril de 2006, foram anunciados os resultados do segundo estudo de prevenção contra o câncer de mama; este estudo foi feito apenas com mulheres no grupo de alto risco que não tinham tido câncer de mama. Os resultados mostraram que o raloxifeno (Evista) é tão eficiente quanto o tamoxifeno na redução do risco do câncer de mama invasivo em mulheres em pós-menopausa com risco crescente de ter a doença. Entretanto, a raloxifeno parece não reduzir o risco do câncer de mama não invasivo (DCIS ou LCIS) nessas mulheres. Embora pareça causar menos possíveis efeitos colaterais que o tamoxifeno, cada mulher e seus médicos terão que pesar cuidadosamente a troca entre o baixo risco de coágulos sanguíneos ou de câncer endometrial do raloxifeno, e a vantagem protetora contra câncer invasivo do tamoxifeno.

O panorama do tratamento contra o câncer de mama muda rapidamente, e é provável que outros tratamentos hormonais como raloxifeno ou fulvestrant – Faslodex –, atualmente utilizado para tratar o câncer de mama metastático, se tornarão parte dos tratamentos para o câncer de mama em estágio inicial.

Efeitos colaterais

Embora tenhamos discutido os efeitos colaterais mais sérios do tamoxifeno e dos inibidores de aromatase, esses tratamentos compartilham outros efeitos colaterais menos sérios, mas, às vezes, problemáticos.

Problemas musculoesqueléticos acontecem com quase todas as mulheres que fazem terapia hormonal, especialmente com as que tomam IAs. A intensidade varia desde sentir apenas um pouco de dor até uma dor debilitante. A dor tende a ser pior nos dedos e nas mãos, mas algumas mulheres sentem dor em todas as articulações. Muitas sentem rigidez e dificuldade para levantar da cama, para sair do carro após dirigir por muito tempo ou mesmo quando se movimentam após terem ficado sentadas em uma única posição por longo período. Isso melhora após alguns passos e alguns minutos, embora eu tenha conhecido mulheres que tiveram o equilíbrio comprometido e seus movimentos limitados. Caso esses problemas aconteçam com você, primeiro lembre-se de que o câncer de mama não se espalha para as articulações e também que esse desconforto está relacionado à droga que você está tomando; não é sinal de um câncer de mama metástico. Depois pense o que pode fazer para se sentir mais confortável. Sempre que puder faça exercícios, tome banhos mornos de banheira ou de chuveiro, mude de

Terapias hormonais

posição frequentemente, pois isso pode ajudar. Tente não deixar que suas mãos fiquem frias; calce luvas mais frequentemente. Entretanto, se a dor for intolerável, fale com seu médico. Assim como é verdade para outras reações, às vezes é melhor mudar o tratamento do que ter de aturar seus efeitos colaterais. É provável que haja opções.

Outro efeito colateral comum a todos esses tratamentos é o início de ondas de calor. Caso elas sejam agudas, peça a seu médico um medicamento para reduzir a quantidade e intensidade (ver Capítulo 4). Outros efeitos colaterais possíveis são aumento de peso, dores de cabeça, náusea e mudanças de humor. No entanto, alguns estudos reportam sintomas similares em mulheres que tomam placebos, o que deixa mais difícil certificar se essas reações são causadas pelas drogas e não por outros fatores. A causa exata do ganho de peso é desconhecida, mas parece uma combinação de menor quantidade de exercícios e a mudança natural da função metabólica associada à menopausa. Com exceção do ganho de peso (a maioria das mulheres ganha de 2 a 8 quilos), esses efeitos colaterais tendem a diminuir e desaparecer com o tempo. Os mais desagradáveis, a náusea e as dores de cabeça, tendem a não durar mais do que algumas semanas e podem ser tratadas com dietas e Tylenol, ou com outro remédio comum. Raras ocorrências de distúrbios visuais e irritações no fígado são relatadas na literatura médica.

Algumas mulheres sentem câimbras muito dolorosas na batata da perna, especialmente à noite. Beber um copo de água tônica – água de quinino – antes de ir para a cama pode preveni-las. Também é possível tomar quinino em pílula; pergunte a seu médico. Marilyn, uma enfermeira aposentada, sugeriu mudar de posição na cama quando isso acontecer para que sua cabeça fique no pé da cama e seus pés na cabeceira. Então estique as pernas e empurre a cabeceira da cama ou a parede com os pés retos, o mais forte que puder. Muitas mulheres que tentaram esse exercício constataram que ajudou – e uma ficou surpresa com o fato de o marido ter dormido durante todo o processo!

A função sexual é discutida mais amplamente no Capítulo 9. O tamoxifeno ajudará a ter lubrificação vaginal, mas, às vezes, pode ter efeito contrário, assim como os IAs. Um declínio geral da libido e da resposta ao estímulo estão provavelmente relacionados à experiência pela qual você está passando, assim como às mudanças normais da menopausa. Muitos estudos sugerem que mulheres que eram mais jovens quando foram diagnosticadas e que foram tratadas com quimioterapia, ou que tiveram menopausa induzida pelo tratamento, têm maior probabilidade de disfunção sexual. Como nesta categoria estão muitas, se não a

Câncer de Mama – Um guia prático para a vida após o tratamento

maioria de nós, é provável que você esteja passando por alguma disfunção sexual. A maioria das terapias hormonais não parece afetar as funções sexuais.

E para terminar, o preço desses medicamentos a longo prazo às vezes é um problema. Se seu plano de saúde não dá desconto em receitas médicas, ou se o benefício é limitado, é provável que você se preocupe com o custo de anos de terapia com tamoxifeno e/ou inibidores de aromatase. Há várias possibilidades de ajuda. Como você provavelmente sabe, a maioria dos medicamentos prescritos é significativamente mais barata no Canadá do que nos Estados Unidos. Peça informação a seu médico sobre fontes legais, seguras e confiáveis de medicamentos. Caso suas finanças estejam ainda mais apertadas, o laboratório AstraZeneca, que produz tamoxifeno e Arimidex; o Novartis, fabricante de Femara; e o Pharmacia and Upjohn, da aromasin, têm programas de assistência financeira que às vezes oferecem essas drogas sem nenhum custo. Peça ajuda a seu médico ou à sua assistente social. Informações adicionais sobre programas de assistência para estes e outros medicamentos podem ser encontradas no *site* www.rxassist.org.

Vai chegar o momento do término de qualquer tratamento hormonal. Você talvez espere se sentir de forma muito parecida de como se sentiu quando completou a quimioterapia, apesar de já ter passado muitos anos do seu diagnóstico. Como é tranquilizador saber que você está tomando um medicamento poderoso contra o câncer, terminar o tratamento pode fazer que se sinta insegura. Lembre--se de que é fato que as ações protetoras do tamoxifeno durarão por cinco anos após a terapia, e que é provável que sejam descobertos inibidores de aromatase que darão a mesma proteção. Lembre-se, também, de que o risco de recorrência do câncer de mama diminui com o passar de cada ano.

Caso um efeito colateral desses medicamentos, especialmente as ondas de calor, tenha persistido por todo o tratamento, certamente eles cessarão quando parar de tomar a medicação. Várias mulheres me contaram que suas ondas de calor literalmente pararam uma ou duas semanas após o fim do tratamento. Também é provável que as dores musculares e nas articulações melhorem, embora possam não desaparecer. Infelizmente, qualquer ganho de peso associado a essas medicações não desaparece, então não é provável que seja mais fácil perder os quilos a mais do que já foi no passado.

Há um ponto mais importante a ser dito sobre a terapia hormonal após a quimioterapia. É sempre surpreendente para mim que algumas mulheres fiquem muito ansiosas, e até resistentes, para começar a tomar o tamoxifeno ou um dos IAs após completar a quimioterapia. É claro que elas estão preocupadas em tomar

Terapias hormonais

drogas, de se sentirem mal, de serem pacientes e dependentes de medicações. É claro que gostariam de não ter mais que tomar nenhuma medicação e de retornar a suas vidas de antes do câncer e das medicações. Entretanto, os efeitos contra o câncer das terapias hormonais estão tão bem documentados e os efeitos colaterais – especialmente quando comparados aos da quimioterapia – são tão mínimos que essa pareceria uma decisão simples. Sejam quais forem os riscos desses tratamentos, os ganhos possíveis são enormes. Para várias mulheres, o benefício potencial da terapia hormonal é até maior do que o da quimioterapia feita antes.

Cinco ou dez anos de tratamento hormonal parecem infinitamente longos. Você finalmente passou pelos meses de cirurgia, radioterapia e quimioterapia, e está com muita vontade de reassumir sua vida real. Entretanto, sendo bom ou ruim, seu histórico com o câncer faz parte da sua vida real, e a terapia hormonal é uma arma poderosa a seu favor. Acredite quando digo que, logo, tomar uma pílula fará parte da sua rotina diária. Se você pensar bem, será provavelmente um alívio saber que ainda está fazendo algo tão importante para combater o câncer. Acredite nos benefícios reais e comprovados dessas medicações, sejam quais forem suas reservas pessoais. Lembre-se de que o câncer de mama pode ser um inimigo muito poderoso e que nunca é bom desvalorizar sua força e ardil. Qualquer coisa que você possa fazer para maximizar suas chances de ficar bem deve ser feita!

Capítulo 7

Terapias complementares

Muitas mulheres que tiveram câncer de mama exploram a possibilidade de utilizar terapias complementares, alternativas ou não convencionais em algum momento. Conforme termina o tratamento e você vai se recuperando, fica muito interessante cogitar essas terapias. Não importa o quanto seus médicos a tranquilizem em relação à sua saúde futura, é natural sentir que você precisa fazer todo o possível para manter o câncer sob controle. Durante seu tratamento ativo, talvez você não tenha tido energia ou tempo para saber mais sobre terapias complementares. Você também pode ter considerado que algumas delas pudessem interferir em sua quimioterapia ou radioterapia e é bem provável que seu médico tenha concordado com esse ponto de vista. Agora, entretanto, esses tratamentos terminaram, e a responsabilidade de continuar bem é sua e do seu corpo. Você pode se sentir mais tranquila e segura aumentando o número de coisas que lhe fazem bem em sua rotina diária. Este é um bom momento para verificar o que está disponível e decidir o que, ou se, deseja fazer.

Há sentimentos fervorosos de ambos os lados sobre o valor das terapias complementares. Entretanto, há alguns pontos básicos a serem lembrados sobre a utilização de qualquer terapia complementar. Existe pouca evidência objetiva comprovando que qualquer terapia complementar seja benéfica contra o câncer. A medicina ocidental se baseia em dados e confia em experimentos e estudos clínicos cuidadosos em suas teorias, conhecimentos e recomendações. Estima-se que menos da metade dos médicos americanos receba qualquer informação sobre terapias complementares durante seus estudos. As escolas de medicina estão começando, vagarosamente, a cuidar dessa lacuna, mas levará muito tempo, caso aconteça, até que se dê a atenção suficiente a essa área. Muitos médicos criticam essas terapias, e profissionalmente, não estão dispostos a aceitar como benéfico

103

Câncer de Mama – Um guia prático para a vida após o tratamento

nenhum tratamento que não tenha sido examinado de acordo com os modelos que definem a ciência médica. Fica claro que há necessidades reais de se fazer estudos mais rigorosos sobre as terapias complementares e que se publiquem os dados obtidos. Estudos clínicos – a base da pesquisa e dos cuidados médicos nos Estados Unidos – ainda não foram amplamente feitos para determinar o benefício dessas terapias. O orçamento dos *National Institutes of Health* (NIH, Institutos Nacionais de Saúde – INS) foi de US$ 92 milhões em 2001, ante os meros US$ 2 milhões da década anterior, para estudar tratamentos complementares alternativos. O foco dos INSs é amplo, incluindo, por exemplo, o estudo da ginkgo biloba para prevenir o mal de Alzheimer, ioga contra insônia, acupuntura para tratar artrite e massagem para dores na base da coluna.

Foi criado também o Center for the Study of Complementary Medicines (Centro de Estudo de Medicinas Complementares) no *National Cancer Institute* (NCI, Instituto Nacional do Câncer – INC), então as informações baseadas em dados serão disponibilizadas nos próximos anos. Dessa maneira, será muito mais fácil fazer escolhas adequadas. Enquanto isso, o INC mantém um excelente *site* com informações confiáveis e úteis; veja a seção "Epílogo e recursos".

Da forma como as coisas estão agora, mulheres têm que tomar suas próprias decisões, e estão expostas a uma enorme quantidade de informação e a contundentes opiniões com relação a essas terapias. Como há poucos dados sobre a eficácia desses tratamentos, é vital conhecer os possíveis riscos, bem como verificar a veracidade de seus supostos benefícios. É óbvio que algumas escolhas, como o *reiki*, não têm nenhum efeito colateral negativo. Mas é igualmente óbvio que algumas escolhas, como os programas intensos de vitaminas ou o uso de várias ervas chinesas, por exemplo, são mais difíceis de se analisar e podem trazer consequências negativas ou até mesmo prejudiciais. Grandes doses de certas vitaminas podem ser tóxicas e causar falência dos rins ou do fígado. Ninguém sabe exatamente o que há em todas essas ervas ou se alguma delas pode fazer mal a você. Assim como não é verdade que todos os tratamentos médicos funcionarão para qualquer indivíduo, não é verdade que as terapias complementares, por serem "naturais" não podem fazer mal. Em suma, os tratamentos externos (ex.: massagem, *reiki*) não podem lhe fazer mal, enquanto os tratamentos com substâncias de uso interno ou com substâncias que entrem em seu corpo de outra forma têm o potencial de fazer mal. Tome cuidado.

É muito difícil classificar todas as informações, opiniões e suposições sobre o valor desses diferentes procedimentos, dietas e tratamentos. Na verdade, é difícil até saber como denominá-los. A maioria de nós aceita bem a expressão terapias complementares para descrever todas as que são utilizadas concomitantemente à medicina tradicional ocidental. Isso quer dizer fazer acupuntura, *reiki*, dieta ou qualquer uma entre a miríade das outras terapias existentes aliadas aos tratamentos-padrão de cirurgia, radioterapia, quimioterapia e terapia hormonal. Tratamentos alternativos, definidos estritamente, são aqueles utilizados no lugar da medicina convencional ocidental. Assim como ocorre com qualquer outra doença, algumas mulheres com câncer de mama optam apenas pelo tratamento alternativo ou não convencional. Eu realmente espero que essa não tenha sido sua decisão. Acredito muito no poder e no valor tanto da medicina convencional ocidental quanto, para algumas mulheres, no valor adicional das terapias complementares.

Um artigo seminal sobre o uso da medicina não convencional nos Estados Unidos foi escrito pelo dr. David Eisenberg e seus colegas em 1993 (o termo não convencional foi o utilizado no estudo). Eles conduziram uma pesquisa nacional para estudar a frequência, os custos e os padrões de uso dessas terapias. Questionando pessoas sobre seus problemas médicos e a utilização de terapias não convencionais, descobriram que uma em cada três pessoas (34%) fez uso, pelo menos, de uma terapia não convencional no ano anterior, e que um terço delas foi fazer o tratamento com um médico. Especialmente surpreendente e muito preocupante foi o dado adicional de que 72% das pessoas que fizeram uso de terapias não convencionais não contaram o fato a seus médicos.[*]

Na minha opinião, os 34% de Eisenberg são baixos quando comparados ao uso de terapias complementares por pacientes de câncer. Pensando nas mulheres com câncer de mama, é certamente possível que aquelas que vêm para meus grupos de apoio ou para sessões de psicoterapia individuais sejam as mesmas que estão interessadas em utilizar terapias complementares. Estimo que aproximadamente 90% das mulheres com quem me encontrei, no mínimo, cogitaram fazer uso de uma dessas terapias. Muitas outras, é claro, passam pelo câncer de mama sem esse apoio psicossocial extra e não fazem uso de terapias não tradicionais.

A lista de terapias complementares utilizadas por mulheres com câncer de mama é longa. Conheci mulheres que tentaram terapias nutricionais, reiki, toque terapêutico, programas de exercícios, ervas, terapias ayurvédicas, massagem, meditação, hipnose, tratamentos quiropráticos, acupuntura, suplementos nutri-

---

[*] Eisenberg et al., "Unconvencional Medicine in the United Estates", *New England Journal of Medicine*, 328:246-252, january 28, 1993.

Câncer de Mama – Um guia prático para a vida após o tratamento

cionais, chá asiático, cartilagem de tubarão ou bovina, orações, grupos de apoio, psicoterapia, terapias com dança, música ou arte, visualização, vitaminas, ioga, minerais, naturopatia, *biofeedback* e viagens a clínicas ou a médicos em outros países. É claro que ninguém conseguiria nem gostaria de fazer todas elas; há muita controvérsia em relação a algumas delas, enquanto há outras utilizadas mais frequentemente. O fato é que há muitas e muitas terapias complementares disponíveis, cada uma com seus pontos positivos e suas críticas. Pode ser desencorajador tentar descobrir quais são legítimas e que poderiam dar uma contribuição real à sua saúde física ou emocional.

Há vários momentos durante o tratamento contra o câncer de mama em que é provável a mulher pensar a respeito de terapias complementares. O primeiro é por volta do período do diagnóstico. Durante os primeiros dias e semanas, a maioria das mulheres fica desesperada para encontrar e fazer qualquer coisa que possa ajudar. Algumas decidem fazer uma combinação do tratamento médico--padrão e terapias complementares; outras decidem deixar as outras terapias para depois do término da radioterapia ou da quimioterapia. Os médicos tendem a ser menos críticos sobre os tratamentos externos e podem até encorajar acupuntura, cursos para redução de estresse ou exercícios. As mulheres que decidem utilizar tratamentos não tradicionais paralelamente a seu tratamento-padrão realmente devem ter certeza de que tanto seus médicos quanto seus terapeutas complementares estejam cientes de tudo o que está sendo feito.

O segundo momento no qual as terapias complementares se tornam de grande interesse é após o término do tratamento padrão. Como discutimos antes, a maioria das mulheres se sente muito ansiosa com o término do tratamento ativo contra o câncer, e uma forma muito boa de se sentir mais confiante e no controle da situação é aprender outras formas de cuidar de si mesma. Pode ser mais fácil seguir em frente contando com massagens terapêuticas ou com suplementos alimentares do que sem nenhuma outra tentativa além de tomar tamoxifeno ou um dos inibidores de aromatase para continuar combatendo o câncer. Muitas mulheres estão cientes dos limites dos atuais tratamentos convencionais contra o câncer de mama e querem fazer qualquer coisa que possa ajudá-las.

Por último, as mulheres que vivem com uma doença metastática são obviamente motivadas a fazer também qualquer outro tratamento que tenha potencial de ajuda. Quando o foco não é mais a cura, e uma mulher e seu médico estão tratando o câncer como uma doença crônica e tentando maximizar tanto a qualidade quanto seu tempo de vida, as terapias complementares podem ser especialmente úteis.

Terapias complementares

Repito: é essencial que todos os seus médicos e terapeutas saibam tudo o que você está fazendo. Como há uma divisão entre as terapias convencionais e as complementares e má interpretação e falta de conhecimento de ambos os lados, pode parecer difícil ser completamente honesta com todos eles. Você pode ficar preocupada se seu médico oncologista ou seu fitoterapeuta criticar o tratamento do outro. Mas mesmo se isso acontecer, é absolutamente vital que você compartilhe toda a verdade com eles. As escolhas continuarão sendo suas, mas se houver fortes razões para reconsiderar o que está fazendo, é essencial que as ouça. Você precisa saber tudo para que possa cuidar de si mesma da melhor forma possível tanto física quanto emocionalmente.

Caso decida utilizar terapias complementares, selecione terapeutas com o mesmo cuidado que teve na escolha de seus médicos. Assim como fez na época, peça recomendações a outras mulheres, telefone para associações profissionais reconhecidas e verifique se um indivíduo está devidamente licenciado em seu estado. Pergunte ao acupunturista, nutricionista ou a qualquer outro terapeuta sobre sua experiência com o tratamento de pessoas que tiveram câncer. Não é especialmente importante que tenham tratado de mulheres que tiveram câncer de mama, e sim, que tenham cuidado de pacientes com câncer em geral. Pergunte quais foram os resultados obtidos e o que acham que ajuda mais seus pacientes. Pergunte quais problemas serão tratados e como seus métodos funcionarão. Verifique o histórico e as referências deles. Pergunte sobre custos e formas de pagamento. Embora alguns planos de saúde paguem certos tipos de terapias complementares (acupuntura, programas para redução de estresse e serviços quiropráticos são os mais prováveis), você terá que pagar a maior parte do seu próprio bolso.

É também importante estar atenta aos charlatões! Se algo parecer bom demais para ser verdade, provavelmente não é. Se o que oferecem parece ser exagerado, os preços muito altos ou se o terapeuta não quiser compartilhar informações com seus médicos, procure outro lugar. Há realmente pessoas lá fora se aproveitando do medo e do desespero dos pacientes de câncer.

A maioria das mulheres que se interessam por terapias complementares quando seu tratamento ativo termina espera fortalecer seus sistemas imunológicos, aumentar a sensação geral de bem-estar e destruir quaisquer células cancerosas que possam ter ficado em seus corpos. Não há, entretanto, prova concreta de que o sistema imunológico pode ser alterado para proteger contra o câncer ou para destruir células cancerosas, e é difícil, se não impossível, saber se algum desses tratamentos pode realmente ajudá-la a atingir esses objetivos. Você pode, no entanto, avaliar suas contribuições a como se sente com relação à sua saúde e a si mesma enquanto se direciona para o futuro. Se algo faz que você se sinta melhor e não faz mal, então faz bem!

Trabalhei com mulheres que utilizaram vários tipos de terapias complementares e que acreditam que seu uso foi válido. Várias mulheres que estão fazendo quimioterapia acham que a acupuntura reduz a náusea e que o *reiki* aumenta seu nível de energia. Após o término do tratamento, pode ser ainda mais difícil avaliar a contribuição dessas terapias, pois, felizmente, você está começando a se sentir melhor. O valor delas, neste momento, está mais relacionado com o impacto no seu senso geral de boa saúde e otimismo.

Na China, Índia, África e em muitas outras partes do mundo, a fitoterapia tem uma história longa e distinta. Dizem que é mais benéfica e moderna do que a medicina ocidental, e ambas são frequentemente prescritas em conjunto. Aproximadamente 25% de todas as drogas prescritas são derivadas, diretamente ou através de síntese laboratorial, do mundo natural. Lembre-se de que natural significa que a substância descrita cresceu na natureza, não foi sintetizada em laboratório. Não há garantia de sua eficiência ou até mesmo de que seja segura; muitos venenos são substâncias naturais. A palavra natural se tornou um termo popular de propaganda e é muitas vezes utilizado de forma enganosa. Descrever algo como natural não diz nada sobre seu valor intrínseco.

A Organização Mundial da Saúde (OMS) afirma que a maioria dessas drogas é utilizada na medicina ocidental paralelamente a seus usos tradicionais. A medicina ocidental vê a saúde como um equilíbrio entre fatores fisiológicos e psicológicos, e o câncer é visto como o resultado do mau funcionamento do sistema imunológico. Com isso, uma combinação de ervas, normalmente de oito a dez, é sugerida para restaurar o equilíbrio no sistema de um indivíduo. As ervas podem ser ingeridas em pílulas ou fervidas em um chá. Não se sabe se alguma uma dessas terapias realmente combate o câncer diretamente ou se elas simplesmente minimizam os efeitos colaterais do tratamento e melhoram o bem-estar geral. Quando existe a doença, no entanto, sentir-se mais forte pode fazer que se aceite um tratamento difícil, e tal tratamento é realmente capaz de prolongar sua vida.

Muito da preocupação e da controvérsia sobre as terapias complementares é a respeito do valor e do uso da medicina fitoterápica. Como a medicina e a ciência ocidental ainda não estudaram a maioria dessas ervas, como é impossível saber exatamente o que há em cada uma delas e como cada uma pode afetar o

Terapias complementares

corpo, a atitude da maioria dos médicos em relação a elas varia entre cética e crítica. Um bom exemplo é o uso frequente de ervas para o tratamento das ondas de calor. Como vimos antes, as ondas de calor resultam da perda de estrogênio, e a terapia de reposição hormonal (TRH) não pode ser feita por mulheres que tiveram câncer de mama. (Mais ainda, estudos recentes da TRH sugerem que seu valor é questionável para mulheres, e é provável que a atenção seja focada mais e mais em alternativas.) Há um número de ervas e preparos fitoterápicos que pode reduzir as ondas de calor, mas muitos contêm estrogênio vegetal (fitoestrogênio) e não é possível afirmar que sejam seguros para mulheres que já tiveram câncer de mama. Eles são eficientes contra as ondas de calor porque agem no corpo como o estrogênio. As ervas podem parecer naturais e, com isso, inofensivas; lembre-se, contudo, de que elas podem fazer mal. O mais importante: é essencial saber tudo quanto possível sobre quaisquer tratamentos fitoterápicos que esteja considerando e falar com seus médicos sobre sua utilização.

A acupuntura, outra forma antiga da medicina chinesa, tem sido mais bem aceita pela cultura comum; acupunturistas fazem parte, às vezes, do quadro de funcionários de hospitais e centros para o câncer. Um acupunturista insere agulhas (certifique-se de que sejam descartáveis!) em quatrocentos ou mais pontos específicos, ligando linhas no corpo chamadas meridianos. Os benefícios podem ser redução da náusea, das ondas de calor, das dores e da ansiedade e depressão. Aqueles que acreditam também dizem que a acupuntura pode melhorar a função do sistema imunológico, embora não haja prova concreta. Muitos acupunturistas também são médicos, treinados tanto nos Estados Unidos quanto na Ásia. As mulheres dão relatos mistos a respeito do desconforto da acupuntura. Algumas dizem não sentir nada, outras dizem sentir desconforto entre leve e moderado quando as agulhas são inseridas.

Há um número de terapias com as mãos que parece ser a continuação da tradição de cura. O uso das mãos vem sendo reconhecido como terapêutico por toda a história da humanidade. Massagem, *reiki*, *shiatsu* e o toque terapêutico são exemplos de tratamentos seguros e muito provavelmente agradáveis.

A nutrição e as várias terapias nutricionais são assuntos de tanta controvérsia quanto a utilização de ervas. As livrarias e bibliotecas estão repletas de livros alegando incluir dietas para prevenir ou curar todos os tipos de doenças e sofrimentos humanos. Há até um livro que alega conter a "dieta para prevenção do câncer de mama!" É prudente ser cético com relação às promessas dessas dietas, seguindo a tendência da maioria dos médicos.

109

Câncer de Mama – Um guia prático para a vida após o tratamento

Sejam quais forem suas inclinações, você descobrirá que há livros ou matérias que as apoiam. A maioria dos nutricionistas que trabalham em instituições de saúde acredita no valor de uma dieta balanceada e ensina a importância da moderação em todas as coisas. Há conhecidas recomendações de se fazer cinco refeições diariamente com frutas e vegetais e reduzir a ingestão de gordura saturada. Há múltiplas variações de pirâmides alimentares, sugestões de como equilibrar grãos, proteínas e gordura, além de opiniões sobre o valor de cada parte da dieta. Um novo estudo é publicado a cada mês descrevendo que um alimento ou bebida diferente é o culpado pelo câncer. É frequente que estudos subsequentes derrubem a teoria anterior.

Acredita-se que cerca de um terço de todos os tipos de câncer é, em parte, resultado de más dietas. A maioria de nós sabe que a taxa de câncer de mama é menor no Japão e na China do que no mundo ocidental, mas que a incidência aumenta quando mulheres japonesas e chinesas vivem nos Estados Unidos ou na Europa Ocidental. Alguns cientistas até sugerem que os períodos da vida de maior influência, e por isso com os maiores riscos em relação à dieta, são aqueles em que há rápido desenvolvimento hormonal e corporal. Isso significa que o que sua mãe comeu quando estava esperando você ou o que você comeu durante a adolescência podem ter sido os mais importantes. Se for provado que isso é verdade, fazer alterações em sua dieta agora terá menor impacto em sua saúde. Questões sobre a influência de dietas e de outros fatores ambientais e de estilo de vida no desenvolvimento do câncer são extremamente complicadas. A conclusão final é que ninguém realmente sabe, ou pode provar, o papel das dietas no desenvolvimento ou na progressão do câncer de mama.

É claro que é necessário utilizar bom-senso para escolher o que comer. Também é sensato questionar o quanto tais alimentos, produtos alimentícios e dietas influenciam o risco de câncer ou sua progressão. Faça a prova. Por um lado, não fará mal comer um punhado de castanhas, uma colher de linhaça ou tomar uma xícara de suco de cenoura diariamente. Por outro lado, pode lhe fazer mal evitar completamente os derivados do leite (você precisa desse cálcio!), comer grandes quantidades de soja (lembre-se de que a soja é uma planta que contém estrogênio e pode ser perigosa se você tiver câncer de mama do tipo receptor positivo de estrogênio) ou tomar produtos nutricionais, para dieta ou para redução de peso.

A experiência do câncer de mama nos ensinou a dar valor e a gostar de nossas vidas. O alimento é uma grande fonte de prazer para muitas de nós. Gostamos

Terapias complementares

de ler sobre comida, pensar sobre ela, prepará-la e saboreá-la. Seria uma grande pena ter que desistir de alimentos que amamos sem sólida evidência de que eles realmente fazem mal. Eu gostaria que houvesse estudos específicos para citar ou matérias para recomendar sobre o que você deve comer. Seria tranquilizador pensar que poderíamos reduzir nosso risco de recorrência por meio da dieta; assim teríamos algum controle. Mas, como não há evidências para isso, então acaba ficando em suas mãos escolher o que fazer para manter uma boa saúde e peso estável.

Após o câncer de mama, a forma como você se sente em relação a seu corpo certamente mudou. Em maior ou menor grau, confiamos menos em nossos corpos, estamos mais vulneráveis em todos os sentidos e sentimos que temos muito menos controle. Nossa cultura tenta nos ensinar que se fizermos tudo certo (dieta, exercícios, gerenciamento do estresse, relações pessoais etc.), seremos recompensadas com uma boa saúde e uma juventude duradoura. Aprendemos que isso não é verdade, e que muitos dos elementos mais importantes da vida, incluindo sérios problemas de saúde, estão muito além do nosso controle. Sim, há estratégias conhecidas de dietas e exercícios para combater problemas cardíacos ou para controlar melhor a diabete, mas ninguém sabe ao certo o que causa o câncer, ninguém sabe com certeza por que alguns tipos de câncer são aparentemente curados com tratamento apropriado e por que outros retornam.

Acredito que o intenso interesse e a motivação de muitas de nós em explorar e utilizar terapias complementares vem desse quebra-cabeça. Nós queremos muito acreditar que podemos fazer algo para nos manter saudáveis e para evitar a recorrência do câncer. Certamente, modificações significantes em nossas dietas ou em nosso estilo de vida podem ter impacto positivo na nossa saúde como um todo. Sabemos que é melhor manter nosso peso, viver com menos estresse, fazer mais exercícios e ter dietas saudáveis, mas passamos a compreender que um mundo imperfeito e a realidade de nossas vidas e de nossa saúde tornam as garantias impossíveis. Estamos propensas a sermos mais céticas em relação às promessas de saúde do que nossos amigos que não tiveram câncer. Essa compreensão pode nos ajudar a explorar, considerar e, talvez, adotar estratégias que achamos que podem nos ajudar, desde que não sejam perigosas. O fato de uma maior sensação de bem-estar ser resultado do efeito de um placebo passa a ter menos importância do que a realidade de quando achamos que temos mais controle; é normal que nos sintamos mais fortes.

Capítulo 8

As preocupações de maridos e companheiros

Seu marido ou companheiro também está exausto e preocupado. Ele e você passaram juntos por um período muito estressante. Durante anos trabalhei com muitas mulheres que não apenas passaram por seu próprio câncer de mama, mas que, mais tarde, passaram pelo diagnóstico e tratamento contra o câncer de seus maridos. Todas disseram que, para sua surpresa, era mais fácil ser a esposa doente em vários sentidos. Tenho visto constantemente em minha experiência a maioria dos maridos e parceiros se prontificar imediatamente no momento da crise e dar todo o apoio e a ajuda possível a suas esposas durante os meses de diagnóstico e tratamento. Também tenho visto muito que o estresse e a tensão são reais e poucos casais enfrentam esses difíceis meses sem nenhum problema. Para a maioria, o tempo e sua recuperação gradual resolvem essas discórdias. É importante manter a fé no seu relacionamento e um no outro, além de permitir que existam alguns momentos um pouco menos perfeitos. Como quase sempre, comunicação é a palavra-chave, e vocês dois precisarão continuar conversando sobre seus sentimentos e suas experiências.

Você pode, a princípio, ter considerado que ele a achasse menos atraente ou até mesmo que a amasse menos porque seu corpo ficou diferente, mas fizeram as adaptações iniciais necessárias juntos. Há uma discussão completa sobre as preocupações com a sexualidade no Capítulo 9, mas é provável que a vida íntima de vocês tenha sido prejudicada e ambos precisem encontrar uma forma de voltar a ter uma vida sexual mutuamente satisfatória.

Nunca subestime o impacto de sua doença em seu marido ou companheiro. Assim como você, ele está aterrorizado com o futuro, temendo que o câncer possa voltar. A perspectiva dele difere da sua. Você está assustada e triste porque sua vida pode ser mais curta e porque você pode não viver para aproveitar muitas das boas coisas da vida. Ele não está apenas com medo de perder você, o amor e a companheira dele para toda a vida; também está ansioso e sem saber como lidar com tudo isso. Se vocês têm crianças pequenas, principalmente, ele se preocupará em como cuidar delas e continuar trabalhando, e ainda ter qualquer tipo de vida pessoal. É provável que ele não consiga expressar essas preocupações para você, mas você pode ter certeza de que ele pensa sobre elas e está assustado e triste.

Ele também vem lidando com fortes sentimentos. Seu companheiro pode estar com raiva por isso ter acontecido com você, com ele e com sua família. Assim como você, ele também sentiu que o câncer foi um intruso realmente indesejado e que seu corpo a traiu. Você foi forçada a deixar sua vida de lado durante esses meses. Ele também. Assim como você se sentiu perdida, ele sentiu que perdeu a esposa. Assim como você, às vezes, quase não conseguiu reconhecer a si mesma, ele às vezes quase não conseguiu reconhecer você.

Libby disse: "Meu marido era uma rocha, sempre ali para mim, a cada passo do caminho. Ele não fala sobre meu câncer, nunca diz 'você vai ficar bem', mas há uma força silenciosa que ajuda a me manter nos momentos de terror. Eu sei que ele se preocupa comigo. Mas ele não fala a respeito disso. Acho que não quer colocar mais lenha na fogueira. Eu falo a respeito disso constantemente e me preocupo com cada nova dor ou pontada. Às vezes o silêncio dele me deixa irritada. Eu quero que ele diga 'você vai ficar bem'. Quero que alguém me diga que vou ficar bem!".

A maioria dos maridos normalmente acha que é dele o papel de proteger sua amada, e seu câncer testou a capacidade dele de fazê-lo. Vocês dois foram forçados a reconhecer o quanto está fora do controle de ambos, e que alguns demônios não podem ser exorcizados. Vocês passaram juntos pela tempestade, e juntos foram batidos e sacudidos. Durante os meses de tratamento, o foco estava em sua agenda e em suas necessidades. Agora, seu marido ou companheiro deseja muito ter novamente algum equilíbrio na vida dele, mas você pode sentir que essa mudança de foco da atenção esteja acontecendo rápido demais. Enquanto você continua a lutar contra seus intensos sentimentos e sua lenta recuperação física, ele pode agir como se a vida tivesse voltado ao normal. É muito importante que vocês dois conversem frequente e honestamente sobre suas necessidades e seus sentimentos. Uma mudança, talvez não muito bem-vinda, deve partir de você: é

As preocupações dos maridos e companheiros

apropriado e justo que a voz dele seja agora igualmente ouvida e que os desejos dele sejam igualmente respeitados. Você vai precisar renegociar o equilíbrio no relacionamento de vocês; seu ponto de vista não tem mais que ser automaticamente aceito. Agora que o tratamento ativo terminou, sua vida a dois deve começar a ser para vocês dois.

Conforme você começa lentamente a se recuperar, precisará reservar tempo para ele novamente. Não foi possível para você gastar energia física se preocupando com ele durante a crise aguda do seu câncer. Agora é hora de se lembrar de que você e ele têm uma parceria e você precisa cuidar dele e das necessidades dele, assim como ele precisa continuar a cuidar de você e de suas necessidades.

Mesmo que seu marido tenha normalmente bom *insight* psicológico e a capacidade de falar sobre o que sente, seu câncer vem sendo uma experiência completamente diferente. Como ele poderia lhe dizer o quanto está irritado com o fato de você não ter um seio ou o quão difícil foi ver você se sentindo mal e fraca? Como ele poderia lhe contar que ficou deitado acordado por várias noites se perguntando como conseguiria criar seus filhos sozinho? Muitos homens compartilham seus sentimentos e vulnerabilidade apenas com suas esposas, então se não podia falar com você, o que fazer? Com quem mais ele poderia falar sobre a raiva ou o medo de perder você; como lidar com o sentimento de falha e impotência por não conseguir protegê-la dessa crise? Se você não sabe a resposta a estas perguntas, pergunte a ele. As respostas podem ou não surpreendê-la, mas essa conversa será um passo a mais para vocês cuidarem um do outro de forma mais equilibrada.

No momento apropriado, pergunte como esse período tem sido para ele. Diga que você sabe que ele deve se sentir irritado, assustado ou triste. Se conseguir encontrar coragem, pode até dizer que sabe que ele deve, as vezes, pensar em como seria a vida sem você e o quão devastador isso poderia ser. Talvez você não consiga falar com ele dessa maneira até que esteja se sentindo forte e bem, e se você precisar esperar até sentir que pode suportar a dor dele, tudo bem. Mas tenham essa conversa algum dia.

Muitos casais sentem que sessões com um conselheiro ou terapeuta, especialmente com um que tenha experiência em câncer e seu tratamento, são muito úteis nesse período de transição. Se estiverem tendo problemas conjugais ou se simplesmente sentem que não têm conseguido processar o câncer juntos como casal, vale a pena considerar essa opção. Todos os casamentos têm problemas e tensões, e os que existiam entre vocês antes do seu câncer de mama ainda estão lá. Se vocês conseguiram deixá-los de lado durante os meses de tratamento, ressurgirão agora e podem ser mais difíceis de lidar do que no passado.

Meg e Steven vieram ao meu consultório aproximadamente seis meses após ela ter completado a quimioterapia. Estavam casados havia 22 anos, tinham duas filhas, sempre acreditaram ter um bom relacionamento e um casamento sólido. Mas conforme foi recuperando a força física, Meg ficou surpresa ao perceber o quanto estava irritada com ele e como esses sentimentos eram confusos. Durante o curso de nossas conversas, por um período de aproximadamente três meses, ela começou a expressar sua preocupação com o distanciamento deles e a dizer que temia que ele não a amasse mais. Durante o tratamento ele a ajudou e apoiou de muitas formas práticas, mas tinha se afastado dela emocional e sexualmente. Steven explicou que ela sempre parecia exausta ou doente, e que ele teve, e ainda tinha, medo de machucá-la caso retomassem a intimidade. Ele também começou a entender seu medo dos intensos sentimentos que a conexão sexual cria. Essas sessões foram uma oportunidade para ambos falarem sobre o quanto estavam assustados sobre o futuro da saúde de Meg e para gradualmente entenderem que, se distanciando um do outro, estavam tentando minimizar a dor de uma possível perda. Expressar esses sentimentos levou-os a compartilhar uma sensação de alívio e uma rápida melhora no relacionamento.

Infelizmente, alguns maridos ou companheiros não são capazes de lidar com o câncer, e conheci alguns que saíram do relacionamento logo após o diagnóstico. O marido de uma mulher a levou de carro do hospital para casa após a cirurgia, colocou a mala dela no chão e disse, "não consigo fazer isso". Saiu e nunca mais voltou. Outro, durante o curso da quimioterapia, fazia frequentes comentários desagradáveis sobre a cabeça careca e a falta de libido dela, e saiu de casa um dia depois do fim da radioterapia.

E nem sempre é o marido quem não consegue aguentar; às vezes a esposa sente que não pode continuar em um casamento ruim ou abalado. A recuperação do câncer inclui a reflexão sobre todos os seus relacionamentos importantes, e a vida pode parecer curta para ser vivida em um casamento infeliz. Algumas mulheres que cogitavam o divórcio, mas que esperavam seus filhos ficarem mais velhos, podem decidir que não há mais tempo a perder. Outras decidem que sua vida é preciosa demais para ser compartilhada com um homem alcoólatra, emocionalmente abusivo ou simplesmente distante. Algumas mulheres querem mais de um relacionamento do que seu marido é capaz de dar, e decidem que vale a pena o risco de viver esperando encontrar um parceiro que a complete.

As preocupações dos maridos e companheiros

Caso esteja passando por isso, seja ou não você a pessoa que instiga a separação ou o divórcio, estará lidando com muitos problemas além daqueles comuns à recuperação. Caso tenha controle sobre a decisão ou sobre o tempo, realmente sugiro esperar o quanto puder. Se possível, tente não lidar com essa crise agora. Se puder, dê a si mesma pelo menos um ano para se recuperar do câncer. Trabalhe para manter um ritmo normal em sua vida e na vida de seus filhos. Pode ser que, com o passar dos meses, você e seu marido encontrem formas melhores de se comunicar e de estar juntos, podendo optar, então, por não seguir adiante com a separação. Você pode usar esse tempo para lançar mão de todos os recursos e suportes possíveis e para pensar sobre o formato da sua nova vida. Você pode procurar um consultor financeiro e um advogado. Terá tempo para considerar onde vai viver ou se precisaria se mudar, e pode conversar com amigos que passaram por um divórcio e ouvir suas experiências e conhecimento. Pensar calma e cuidadosamente sobre essa decisão muito importante será de grande ajuda, caso no fim você decida ficar ou sair da relação. Tenha seu próprio tempo e lembre-se sempre de que o objetivo mais importante agora é a recuperação gradual do seu próprio equilíbrio físico e emocional.

Por volta da metade da minha quimioterapia, meu marido e eu fomos viajar em um fim de semana como uma tentativa de alegrar um ao outro e de ter uma breve folga dos rigores do tratamento. Enquanto andávamos por uma galeria, vimos uma pintura que parecia uma metáfora perfeita da nossa experiência. Ele ligou para a galeria mais tarde, falou com o artista, comprou o quadro e me deu de presente – o que foi uma surpresa prazerosa – no último dia da minha quimioterapia. São duas árvores, uma maior que a outra, balançando em uma tempestade. Os galhos e as folhas estão entrelaçados e os troncos lutam para ficar de pé. As árvores estão no terço superior do papel; a metáfora são suas raízes profundas e entrelaçadas, cheias de vida e fortes. Abaixo da superfície é outro mundo, cheio de energia, alegria e significado.

Nós temos um relacionamento e uma vida conjugal diferente do que teríamos se eu não tivesse tido câncer duas vezes. É pior? Definitivamente não, desde que eu esteja bem. É melhor? Não tenho certeza. Sinto falta da tranquilidade e da crença na felicidade eterna que tínhamos antes do câncer. Nós costumávamos rir mais. Pessoalmente fomos relembrados da vulnerabilidade, dos limites do tempo e da morte. Com o tempo, essas lições se tornaram a "pátina" do nosso relacionamento. Assim como a prata antiga, seu brilho é mais suave e apagado, e por isso ainda mais precioso.

Câncer de Mama – Um guia prático para a vida após o tratamento

Voltar à vida – para você, para ele e para o casal – será algo lento e é quase certo que não será um mar de rosas. Repetidas vezes ouço de mulheres em recuperação que uma vez passada a crise do câncer, seus maridos parecem agir como se a vida tivesse voltado ao normal. É claro que é nisso que seu marido quer acreditar, assim como todos que a amam. Mesmo aterrorizado e entristecido pela incerteza do futuro, ele é, às vezes, capaz de se distanciar do câncer. Quando está no trabalho, no campo de golfe ou brincando com seus filhos ou netos, ele provavelmente não está pensando em câncer. Você não tem esse privilégio ou habilidade. Pelo menos enquanto sua cura física estiver incompleta e seu rosto no espelho não parecer familiar, você estará lidando com a presença da sua doença. É esperado que você se sinta frustrada ou furiosa com a aparente indiferença dele; tente se lembrar de que ele não vive nem pode viver dentro do seu corpo e sua mente transformados.

Leanne foi tratada contra um câncer de mama de risco muito alto há dez anos. Tem passado bem, mas sente que a doença e o tratamento mudaram irrevogavelmente o casamento dela. Ela o descreve como "simplesmente diferente". Acredita que o impacto do câncer é uma presença diária no relacionamento com o marido. Parte disso se deve à perda da libido por parte dela e à diminuição das relações sexuais. (Essa reação comum é discutida amplamente no Capítulo 9.) Mas a maior parte, diz ela, se deve a "ele não fazer a menor ideia do que passei. Estamos falando línguas diferentes". Ela mudou completamente sua forma de pensar sobre como se preparar financeiramente para o futuro deles. Como ela é a maior responsável pelo orçamento familiar, sente maior pressão para ganhar e investir dinheiro para proteger o futuro de suas crianças. Não acha mais que tem vinte anos para construir um plano financeiro sólido. Ao mesmo tempo, parece menos urgente se preparar para sua própria aposentadoria, e, muitas vezes, parece mais importante gastar dinheiro agora com viagens ou com coisas das quais ela gosta. Há ainda muitos dias nos quais "todas as minhas emoções voltam à tona", e, nesses dias, ela se sente dolorosamente muito distante do marido.

Lamentavelmente, há muitas mulheres que percebem que seus casamentos mudaram e, às vezes, que foram prejudicados por suas doenças. Algumas estratégias podem ajudar a prevenir isso. Manter aberto o canal de comunicação, expressar seus sentimentos e medos mesmo que ele pareça não entender, insistir que vocês ouçam e honrem os pensamentos um do outro – tudo isso ajudará. Caso seja possível, é uma excelente ideia fazerem uma viagem juntos, de preferência vários meses após o término do seu tratamento. Embora você deseje muito colocar um ponto-final nesse período e criar um marco para o início da sua vida após o câncer, não se sentirá forte o suficiente nem conseguirá aproveitar os prazeres de viajar neste momento tanto quanto algumas semanas mais tarde. Seu orçamento e outras responsabilidades dirão se isso será uma única noite em um hotel próximo, alguns dias em um *resort* ou uma viagem maior para um local distante. Para onde vão importa menos do que o tempo que conseguirem para estar juntos. Assim como uma lua de mel marca uma transição importante em um relacionamento, essa viagem pode significar o compromisso com sua nova vida. Meu marido e eu seguimos esse conselho e passamos uma semana viajando juntos depois que minha quimioterapia terminou. Quando chegamos ao nosso destino, uma breve tempestade terminou e um vívido arco-íris se formou no céu. Não poderia haver metáfora melhor.

Também é importante encontrar formas, como casal, de marcar a data anual do câncer. É claro que você e seu relacionamento foram marcados para sempre por ele. É provável que seu marido ou companheiro ache obscuros os motivos para fazer isso. Ele pode muito bem preferir deixar tudo isso para trás o mais rápido possível e nunca mais lembrar dessa data. As reações a essa data são muito fortes. Mesmo que você prefira ignorar a data e até mesmo se "esquecê-la", é provável que sinta intensa emoção quando a data chegar a cada ano. A minha opinião é de que é melhor marcá-la. Lembrar a si mesma e um ao outro, a cada ano, que isso aconteceu com vocês, que vocês enfrentaram tudo juntos e que outro ano se passou. É provável que esse fato se torne cada vez mais importante com o passar do tempo. Cada ano com boa saúde é uma bênção a ser reconhecida.

Algumas pessoas celebram a data do diagnóstico; outras, o dia da cirurgia; outras ainda, o dia fim do tratamento. A data específica é menos importante do que passar um tempo juntos para lembrar e notá-la. É provável que não haja clima para uma celebração – nem mesmo passados cinco ou dez anos de sua doença. Mas nesse dia, vocês e seu relacionamento mudaram para sempre. De alguma maneira isso significa tanto quanto o dia do casamento de vocês ou o nascimento de seus filhos. Lembrem-se dessa data e criem um ritual para ser compartilhado.

Casais homossexuais

Os estresses e problemas dos casais homossexuais são os mesmos que os de qualquer outro casal, e diferentes. No início, muitas mulheres homossexuais se sentem muito bem amparadas por suas companheiras. Afinal, outra mulher certamente entende o sentimento de ter um seio alterado ou retirado cirurgicamente, de perder seus cabelos, de se sentir menos mulher. Como as mulheres são normalmente mais fluentes do que os homens na linguagem de respostas emocionais, parceiras homossexuais podem ser mais capazes de expressar seus sentimentos e falar. É aceito, de forma geral, que duas mulheres terão uma relação em que uma cuida mais da outra do que um homem e uma mulher, mas pode ser perigoso fazer amplas generalizações sobre pessoas e seus relacionamentos. Uma parceira homossexual pode ou não dar apoio mais consistente do que um marido.

A parte prática de viver durante o tratamento contra o câncer de mama é muitas vezes mais fácil para as mulheres. É provável que as duas parceiras sejam competentes nas responsabilidades domésticas; nunca ouvi histórias sobre parceiras homossexuais incapazes de cozinhar, lavar roupa ou fazer o almoço para uma criança, diferentemente do que é muitas vezes dito sobre os maridos. Embora uma das companheiras tenha que assumir mais dessas responsabilidades e das necessidades emocionais da mulher doente, de forma geral ela pode não ficar tão estressada e exausta com essas exigências, simplesmente porque estas são mais familiares para ela. É um pouco mais fácil fazer mais quando essas tarefas já fazem parte da sua rotina.

Fico particularmente impressionada com a resposta da comunidade homossexual, em geral, durante os períodos de estresse com o câncer de mama. Isso pode ser verdade em outras situações também, mas a expressão de ajuda e afeição é algo que ocorre regularmente após o diagnóstico do câncer de mama. Como os dados indicam que a incidência do câncer de mama é um pouco maior entre as homossexuais do que entre as mulheres heterossexuais, essa comunidade teve que pensar com muita frequência sobre suas responsabilidades e respostas em relação a cada uma. Muitas mulheres me contaram que suas amigas se organizaram para que todas as noites, durante os meses de tratamento, alguém viesse a casa delas, cozinhasse e servisse o jantar, limpasse tudo e depois fosse embora. Enquanto o lado ruim desse tipo de apoio da comunidade possa ser a perda de privacidade, além de poder gerar na parceira um sentimento de que não é forte o bastante para fazer tudo sozinha, a maioria de nós certamente sentiria que os benefícios superam os custos!

Um problema importante para casais homossexuais, que é um pouco menor para casais heterossexuais não casados, pode ser as atitudes de quem cuida da

As preocupações dos maridos e companheiros

sua saúde. Uma das minhas pacientes foi inicialmente diagnosticada com câncer de mama em outro hospital de Boston, mas veio para o Beth Israel Deaconess para fazer o tratamento. Ela lembrou-se de que seu primeiro cirurgião, que fez a biópsia do seio dela e o diagnóstico, não chamou sua parceira para a sala de exames e se recusou a tratá-la como a pessoa mais importante na vida da paciente. Em contrapartida, quando contaram ao cirurgião no Beth Israel Deaconess que foi a parceira dela quem encontrou primeiro o caroço, ele se virou para ela e disse: "Muito bem! Você pode ter salvado a vida dela". Outra mulher contou que seu cirurgião, depois de dizer a ela que precisaria fazer mastectomia bilateral, disse: "Você provavelmente sempre quis ter o peito chato". Por uma variedade de razões complicadas, ela não mudou de cirurgião na época, mas decidiu encontrar outro médico assim que seus tratamentos terminassem.

É extremamente importante, no sentido de se sentir segura e bem cuidada por seus médicos, que eles aceitem completamente um relacionamento do mesmo sexo. É igualmente importante para a saúde desse relacionamento que vocês duas se sintam respeitadas e incluídas no tratamento médico. Como ouço de minhas pacientes homossexuais que "na maioria das vezes acontece o contrário", que muitos profissionais da área de saúde não tratam suas parceiras da mesma forma como tratariam um companheiro ou marido, insisto que preste muita atenção a isso e sinta-se livre para mudar de médicos caso não haja essa aceitação.

Parceiras homossexuais podem também passar por dificuldades no trabalho ou em seus mundos. Nem todas vivem ou trabalham em ambientes que aceitam relacionamentos do mesmo sexo. Caso sua parceira não possa contar ao chefe dela ou aos colegas sobre seu câncer, ela certamente se sentirá mais só e isolada, e não oferecerão a ela o tipo de flexibilidade que beneficia muitos maridos enquanto cuidam de suas esposas. É provável que essa situação difícil imponha um estresse adicional ao relacionamento. Repito: reconhecer a tensão e conversar a respeito enquanto seguem suas vidas será muito útil.

Muitas parceiras acham bastante produtivo conversar com outras companheiras que passaram por problemas similares. Uma mulher que tenha ajudado a parceira a passar pelo câncer de mama pode ser a confidente ideal para essas conversas. Assim como os maridos, as parceiras se entristecem e se amedrontam com o que você passou e com o que possa vir pela frente. Os mesmos medos de perdê-la, de ter que criar uma nova vida, talvez de ter que criar crianças sozinha podem estar lá. Você também pode ter as mesmas preocupações de uma esposa em relação a seu futuro e ao de seus filhos. Será que sua parceira teria a mesma

121

Câncer de Mama – Um guia prático para a vida após o tratamento

paciência com eles que você tem? Será que ela leria para eles todas as noites ou entenderia os sonhos deles? Será que ela faria o que você faria e daria o que você daria?

Em resumo, há mais semelhanças do que diferenças em todos os relacionamentos em que há comprometimento. Seu câncer de mama pode parecer com uma terceira pessoa invadindo seu relacionamento por um longo tempo. Vocês duas serão profundamente afetadas por ele e seu relacionamento será diferente do que seria sem o câncer. Suas vidas individuais não serão mais as mesmas nem sua vida como casal. Nas duas instâncias, o objetivo é encontrar e estabelecer um novo ritmo, e, juntas, moldá-lo para refletir e honrar o que vocês consideram ser mais importante e valioso.

Capítulo 9

Sexualidade

O sexo é uma forma de dizer "Estou viva!". As sensações, a intimidade, a proximidade e a sensação de bem-estar que ele cria são únicas. É provável que sua vida sexual seja menos acrobática ou intensa por um tempo, mas fazer amor pode ser ainda mais importante. Agora que você e seu companheiro foram forçados a reconhecer sua mortalidade e vulnerabilidade, a intimidade parece ainda mais valiosa. O ato que cria a vida também a celebra e a aprecia.

Logo que você foi diagnosticada com câncer de mama, e durante os meses do seu tratamento ativo, é provável que a sexualidade não tenha sido uma grande preocupação; na verdade, fazer sexo apaixonadamente pode ter sido uma das últimas coisas que a interessariam. É claro que a intimidade física e emocional com seu parceiro foram importantes durante esses meses, mas é provável que vocês tenham encontrado maneiras diferentes de se amar e apoiar um ao outro sem ser no sexo. A proximidade, os abraços, sentir segurança nos braços um do outro era mais necessário do que a paixão. Agora que seu tratamento acabou, no entanto, o sexo provavelmente voltará a ser importante.

Mesmo assim, quando a crise aguda passar e você estiver tentando retomar sua vida, pode muito bem descobrir que sua libido diminuiu e que sente menos prazer com o sexo. Caso esteja agora na menopausa, um pouco disso é resultado de suas mudanças hormonais – especificamente por causa da perda de estrogênio e testosterona, que têm papel em sua resposta sexual.

Mesmo que você ainda esteja menstruando, seu corpo estará diferente e deverá responder com menor intensidade do que antes. Seja o que for que seus hormônios estejam ou não fazendo, sua mente esteve em outro lugar durante os últimos meses. Esta pode parecer mais uma perda, mais uma forma de o câncer de mama mudar sua vida negativamente. Uma de minhas pacientes, quando perguntei sobre essa área do seu casamento, respondeu: "Que sexualidade?". Quaisquer problemas preexistentes relativos à sexualidade ou ao seu relacionamento em geral foram provavelmente exacerbados por seu câncer e seu tratamento. Um pouco disso pode estar diretamente relacionado às mudanças físicas e hormonais e ao impacto do câncer sobre elas.

Mesmo sem o câncer de mama, muitas mulheres começam a ter problemas relacionados à sexualidade com o envelhecimento. Embora o câncer de mama certamente atinja muitas mulheres jovens, sua incidência é maior em mulheres mais idosas. Ou seja, a combinação do envelhecimento normal e dos efeitos posteriores ao tratamento contra o câncer de mama causam dificuldades sexuais para mulheres em estado de pós-menopausa. Muitas têm dificuldade para se excitar e para ter orgasmos, podendo se sentir muito menos interessadas em sexo de forma geral. Algumas até sentem dor durante a relação. E, é claro, os parceiros de mulheres mais idosas são provavelmente mais idosos também e talvez estejam passando por seus próprios desafios em relação à sua performance sexual. Todos esses problemas podem ser maiores para mulheres após o tratamento de câncer de mama.

Caso você esteja realmente passando por problemas sexuais, com quem conversaria a respeito? Talvez você mesma não se sinta à vontade no que se refere ao assunto, e a maioria dos oncologistas não fala sobre sexo nem antes, nem durante nem após o tratamento. Da perspectiva de um médico, os problemas relacionados ao sexo não estão na lista das maiores preocupações médicas. Ele ou ela está mais preocupado em oferecer o tratamento correto, acompanhá-la durante esse tratamento e estar atento aos sinais ou sintomas de maiores problemas futuros. Além disso, o fato de alguém ser formado em medicina não garante que se sinta à vontade para falar sobre sexo. A mesma dificuldade e embaraço que afetam as pessoas que não são da área médica afetam também os médicos. Além disso, a reticência deles pode ser derivada de sua própria falta de conhecimento sobre a resposta sexual normal, bem como dos recursos possíveis para esse tipo de problema das mulheres que passaram pelo tratamento de câncer de mama.

É muito importante que você consiga conversar com seu companheiro. Alguns casais acham fácil falar sobre sexo, outros não. Se você acha desconfortável, considere a possibilidade de escrever um pequeno bilhete com suas preocupações. As palavras escritas podem ser o início do diálogo e podem tornar a conversa mais fácil.

As pessoas têm necessidades sexuais variadas, e é possível que você esteja satisfeita com seu nível atual de resposta e atividade. A maioria das mulheres faz

Sexualidade

menos sexo durante seus tratamentos contra o câncer e por um tempo – às vezes longo – depois. Mas se você estiver sentindo que seu parceiro está se segurando, pergunte o porquê. Pode ser que ele esteja preocupado em machucá-la fisicamente e precisa ter certeza de que seu corpo não está mais tão frágil. Desde que vocês dois possam falar a respeito e estejam contentes com seu padrão sexual, quer isso signifique uma vez ao dia ou duas vezes por ano, não há problema.

Pode ser especialmente curioso e problemático se suas mudanças sexuais resultantes do tratamento contra o câncer coincidirem com mudanças em seu companheiro. Algo normal no envelhecimento masculino é a diminuição do nível de testosterona e a redução da libido e da capacidade de conseguir ereção. O aparente vigor sexual sem limites da juventude não existe mais na maioria dos homens de meia-idade e dos mais idosos. É difícil para você vivenciar e reconhecer as mudanças em seu corpo e na sua sexualidade. É provavelmente ainda mais difícil para seu parceiro aceitar isso nele mesmo. Mais do que as mulheres, a maioria dos homens se identifica e tem orgulho de sua proeza e apetite sexual. A combinação do envelhecimento normal, alguma dificuldade de conseguir uma ereção ou orgasmo quando desejado e a preocupação em machucá-la podem prejudicar a performance sexual do seu parceiro. Ansiedade de desempenho muitas vezes causa dificuldade de desempenho; quanto mais preocupado ele estiver em conseguir uma ereção duradoura, menor a probabilidade de consegui-la. Algumas experiências sexuais mal sucedidas e que terminem em frustração para vocês dois fará que a intimidade de vocês seja ainda mais difícil no futuro.

Caitlin, uma mulher de cinquenta anos, teve esse problema em seu segundo casamento muito feliz. "John é cinco anos mais velho do que eu e já estava ocasionalmente tendo problemas de ereção. Desde meu tratamento e menopausa, passei a ter uma falta de lubrificação terrível e pouco interesse. John conseguiu uma receita para Viagra, e acho que isso fez que as coisas piorassem."

"Embora o Viagra tenha agido de acordo com o anunciado e permitido que ele mantivesse uma ereção, a medicação também fazia que ele tivesse dores de cabeça. Pior ainda, ela tornou o sexo uma atividade planejada; qualquer espontaneidade desapareceu. Caitlin acreditava que isso seria difícil, mas aceitável se não houvesse os problemas sexuais dela após o tratamento contra o câncer. As tentativas deles de terem uma relação, prolongada com ou sem Viagra, eram dolorosas para ela e frustrantes para ambos. "Algumas noites atrás, finalmente tive que pedir para ele parar. Me senti muito mal, ele se sentiu muito mal, e o episódio todo foi um desastre."

125

Câncer de Mama – Um guia prático para a vida após o tratamento

O primeiro passo para Caitlin e seu marido foi admitir que havia um problema. O segundo passo foi encontrar uma forma de conversar a respeito sem vergonha ou culpa. Eles acharam que um encontro comigo, em um ambiente neutro e profissional, tornaria a conversa sobre o assunto mais segura. "Conversamos sobre as realidades físicas de ambos e sobre o fato de elas estarem separadas do amor que sentiam um pelo outro e do desejo de manter uma vida sexual ativa. Conversamos sobre o prazer sexual sem relações, sobre estratégias para aproveitar a relação com menos pressão e dor para ela, e sobre o imenso valor do desejo deles de estarem próximos." Não me surpreendi quando Caitlin falou comigo algumas semanas depois e disse que a situação tinha melhorado muito. Simplesmente conversar um com o outro diminuiu a pressão pessoal que vinham sentindo. Eles estavam agora experimentando outros tipos de proximidade física e de atividade sexual e incorporando o uso de Viagra como uma possibilidade quando estavam fazendo amor.

O tratamento contra o câncer de mama frequentemente causa devastação na sexualidade. Certamente nunca ajuda. Mulheres que fizeram mastectomia, com ou sem reconstrução, podem ter mais dificuldade para se sentirem desejáveis e femininas. A palavra importante aqui é podem. Muitas mulheres se sentem como Hannah, que disse: "Meu marido sempre me diz que sou bonita. Nunca me senti desfigurada ou menos *sexy* porque tenho apenas um seio". Mas outras não conseguem nem olhar para seu tórax sem seios e para suas cicatrizes meses após a cirurgia. Algumas, como Bárbara, dizem: "Toda manhã, quando acordo e me lembro de minhas mastectomias, sinto que perdi minha bússola. Leva alguns minutos para encontrar meu norte". Mesmo aquelas que tiveram cirurgias menos desfigurantes podem achar que seus seios estão feios. Inchados após a radioterapia, menores porque o tecido foi extirpado, com cicatrizes, encaroçados pelo tecido cicatrizado – os seios têm aparência diferente, e o que é pior, eles podem ter uma sensibilidade diferente.

Mulheres que fizeram mastectomias, com ou sem reconstrução, ficam sem sensibilidade no tórax. A falta de sensação é especialmente frustrante durante o sexo. Algumas também percebem que suas paredes torácicas ficaram supersensíveis e doloridas ao toque. Aquelas que fizeram lumpectomias podem também ter áreas sem sensibilidade e áreas em que a sensibilidade mudou. Essas mudanças podem ser hipersensibilidade, dor crônica ou ao toque ou simplesmente sensação de "estranheza". A pele pode ter aparência e sensação diferentes ao toque. O melhor conselho é se lembrar mais uma vez de que o tempo ajudará. Você se

Sexualidade

acostumará com as áreas com falta de sensibilidade, e elas aos poucos passarão a fazer parte de você. Todas as mulheres que conheci, não importa a cirurgia que fizeram, se adaptaram às diferenças em seus corpos.

Para todas as mulheres, a lembrança do que foi perdido é pungente. Mesmo que você não sinta que passou por mudanças físicas reais em seu corpo, pode muito bem sentir que a percepção de si mesma mudou. De muitas maneiras, os seios são importantes para nós como mulheres. É lugar-comum falar sobre o valor que nossa sociedade dá aos seios, e é impossível abrir uma revista ou ir assistir a um filme sem sermos lembradas disso. Mulheres, especialmente aquelas que perderam um seio, contam como é doloroso assistir a cenas de amor em filmes ou mesmo ler sobre elas em um romance. Em contrapartida, muitas mulheres me lembraram das mulheres amazonas, guerreiras que optaram por ter um seio amputado para posicionar melhor o arco. Essa imagem de força pode ser poderosa.

Perder um seio ou ter um seio muito diferente é uma perda genuína. É normal sentir tristeza por essa mudança no corpo, e é também normal chegar aos poucos a uma aceitação. Kay, que fez mastectomia bilateral, disse que após vários anos ainda acorda toda manhã e sente uma onda de tristeza conforme se lembra do que aconteceu. A diferença agora é que essa onda é menos intensa e menos duradoura.

Margery, uma consultora divorciada de 55 anos, disse: "Até ter meu filho, com 35 anos de idade, eu tinha um corpo *sexy*, principalmente por causa dos meus seios. Os maridos e amantes sempre diziam: 'Lindos seios!'. Eu os considerava minha melhor zona erógena. Mesmo após amamentar meu filho e com a cicatriz da biópsia de um caroço benigno, eu ainda tinha seios lindos. Durante meus vinte, trinta e quarenta anos de idade, eu adorava sexo. Desde minha cirurgia, detesto a aparência do meu seio e tenho interesse zero em sexo". Ela continuou contando sobre o impacto disso em sua vida social. "Talvez se eu estivesse casada ou em um relacionamento que tivesse começado antes do câncer de mama, as coisas fossem diferentes. Da forma como são, tenho medo de me arriscar, tenho medo da rejeição e da decepção em um novo relacionamento. Então trabalho em outras áreas da minha vida, às vezes ainda me sinto chocada e triste porque a mágica da intimidade parece não estar mais disponível. Em outros momentos posso aceitar e apenas ser grata por estar viva e ter o amor da minha família e amigos".

O primeiro passo vital em relação à sua saúde sexual é aceitar, apreciar e até aprender a honrar seu corpo. O componente psicológico nesse processo é enorme.

Câncer de Mama – Um guia prático para a vida após o tratamento

Você pode achar que seu corpo, especialmente seu seio, a traiu. Pode achar muito difícil confiar nas respostas e instintos do seu corpo, o que pode fazer que seja difícil relaxar o suficiente para sentir e aproveitar sensações agradáveis. O tempo aliviará isso até certo ponto, mas você pode tentar acelerar o processo. Tão trivial quanto pareça, é bom prestar bastante atenção a todos os seus sentidos e ao seu corpo enquanto trabalha para se sentir bem consigo mesma.

Pense sobre todas as coisas, não apenas as sexuais, que lhe dão prazer físico ou sensual: banhos de espuma, *lingerie* de seda, loções corporais perfumadas, massagens nas costas. Amplie sua imaginação e pense sobre tipos diferentes de prazer: um vaso de flores sobre a mesa, a sensação da grama sob seus pés descalços, chocolate. Pense também sobre a sensação de músculos cansados e bem utilizados depois de um dia esquiando ou após um longo passeio de bicicleta, água quente do chuveiro caindo sobre seus ombros e o cheiro de pão sendo assado. Talvez seja uma boa ideia fazer uma lista, separando os prazeres por sentido (visual, tato ou olfato) ou pelo valor que você dá a eles. Uma vez feita a lista, utilize-a! Ao cuidar de si mesma, escolha pelo menos uma entre as maneiras que lhe dão prazer e estimulam um dos seus sentidos todos os dias.

Gradualmente será importante ficar mais focada nas sensações e respostas sexuais. Há inúmeros exercícios para estimular o sexo que você pode tentar sozinha ou com seu parceiro. Por exemplo, vocês podem se revezar fazendo massagens de 10 minutos um no outro. A instrução é usar suas mãos de todas as formas possíveis. Experimente loções e óleos diferentes. Coloque uma música suave para tocar e acenda velas. Suas mãos devem apenas ficar nas costas; nenhum outro lugar é permitido! Outro exercício simples é utilizar todo tipo de coisa possível para massagear as costas e pernas um do outro. Novamente, prepare o ambiente com música e luz suave. Então, se revezando a cada 10 minutos, deslizem uma pena um no outro, uma echarpe de seda, algo frio, algo morno, algo áspero, qualquer coisa que vocês puderem imaginar. Lembre-se, vocês estão restritos apenas às costas e pernas! O objetivo de qualquer um desses exercícios é ajudar a aprender a focar na sensação sem nenhuma pressão no desempenho ou na relação sexual. Mais informações podem ser encontradas nos materiais de referência na seção "Epílogo e recursos" deste livro.

Mesmo que você esteja se sentindo bem consigo mesma e pelo menos pensando de forma positiva e sensual sobre a atividade sexual, pode estar passando por dificuldades físicas que interferem em seu prazer. A quimioterapia, especialmente a que produz uma menopausa química, altera sua composição hormonal.

128

Sexualidade

Sabemos que ela geralmente reduz seu metabolismo e deixa seu corpo mais lento, e sua resposta ao estímulo sexual e à libido faz parte dessa redução.

Você provavelmente acha mais difícil e mais demorado conseguir se excitar, e mais difícil e demorado ainda conseguir ter um orgasmo. Entendo que pode ser frustrante até mesmo pensar sobre um orgasmo dessa forma, como um projeto, mas prometo que será útil. As cadeiras do meu consultório têm braços de madeira, e mais de uma mulher já bateu nelas e descreveu suas antigas zonas erógenas como tendo a sensação igual à dessa madeira. Algumas mulheres acham que masturbações regulares ajudam a ter novamente libido, excitação e até melhora na lubrificação. Todas passam por mudanças psicológicas após a menopausa e pela perda de seus níveis prévios de estrogênio. É provável que uma menopausa induzida quimicamente, tão abrupta e às vezes prematura, faça que essas mudanças sejam ainda mais intensas.

A perda de estrogênio com a menopausa atinge mais algumas mulheres. Essa perda pode causar ondas de calor, secura vaginal, dor durante a relação sexual por causa do afinamento das paredes vaginais e a diminuição da densidade óssea, que pode levar à osteoporose.

Hoje há polêmica sobre o uso da terapia de reposição hormonal (TRH) para todas as mulheres, não apenas para as que tiveram câncer de mama. Como não é provável que este assunto seja completamente resolvido a curto prazo, caso seja algum dia, a recomendação e a segurança de TRHs para todas as mulheres no período pós-menopausa são incertas. Houve uma grande mudança recente na opinião médica que prevalecia até então. Durante o verão de 2002, o National Institute of Health (NIH, Instituto Nacional de Saúde – INS) realmente interrompeu um estudo clínico referencial que examinava o valor das TRHs para todas as mulheres por causa da evidência de seus possíveis efeitos negativos. Para as mulheres que tiveram câncer de mama, as TRHs são ainda menos recomendadas. Como o câncer de mama é uma doença muitas vezes mediada por estrogênios (isto é, caso as células com câncer de mama sejam receptoras positivas de estrogênio), a maioria dos oncologistas acredita não ser aconselhável, e talvez inseguro, para uma mulher que fez o tratamento contra o câncer de mama fazer uma TRH. A preocupação é que, se alguma célula microscópica do câncer de mama estiver dormente no corpo, a exposição ao estrogênio pode estimular seu crescimento. Vale a pena repetir essa informação porque, embora seja teórica, é extremamente importante, e os riscos são muito altos.

Há circunstâncias em que tomar estrogênio após o câncer de mama é uma decisão inteligente? Essa pergunta pode ser respondida apenas após discussões cuidadosas e amplas com seu oncologista e ginecologista. Será necessário pensar sobre os sintomas desagradáveis que você vem sentindo e se há alternativas, fora o estrogênio, que possam ser úteis. Por exemplo, fortes ondas de calor podem melhorar com uma dose baixa de um antidepressivo comum, como o Efexor, por exemplo. Secura vaginal e dispareunia (dor durante a relação sexual) podem muitas vezes melhorar com lubrificantes, tópicos que serão discutidos mais à frente neste capítulo. A diminuição da densidade óssea pode ser tratada com exercícios, suplementos de cálcio e, às vezes, com drogas à base de bifosfonatos, como Fosamax e Actonel.

Entretanto, há casos em que esses sintomas ou problemas não se resolvem com essas medidas. Se este for seu caso, talvez você tenha de tomar uma decisão agonizante – deve tomar estrogênio, com seus possíveis riscos, para aliviar seus sintomas? Você terá pensar o quanto sua sexualidade está debilitada, de quanto seu relacionamento está sendo afetado e quanto risco e ansiedade consegue tolerar. Se você e seus médicos decidirem utilizar o estrogênio, a melhor alternativa é escolher um método que ofereça a menor exposição sistêmica: a saber, o estrogênio é aplicado dentro da vagina pela inserção de um pequeno anel que vai, aos poucos, soltando o hormônio (E-string) ou por meio da aplicação tópica do hormônio em creme. Embora uma pequena quantidade de estrogênio seja absorvida pela corrente sanguínea através do revestimento das paredes da vagina, a maior parte do efeito da droga é local. Com isso, a secura vaginal e a dor da relação sexual provavelmente melhorarão muito. Deve-se enfatizar, entretanto, que a segurança absoluta da utilização do E-string ou da dosagem baixa de estrogênio tópico ainda não foi determinada, então esta é uma decisão a ser tomada com grande cuidado e durante uma conversa com seus médicos.

Como dito antes, o estrogênio não é o único hormônio que afeta o estímulo sexual nas mulheres. A testosterona, embora seja normalmente associada aos homens, é um hormônio sexual feminino importante que afeta a libido. Baixos níveis de testosterona – que também é um aspecto da menopausa – podem causar diminuição de excitação, da sensação genital, da libido e do orgasmo. A deficiência de testosterona é também associada com a diminuição da sensação de bem-estar (algo com o qual não se deve brincar entre todos os fatores de sua experiência após o câncer) e, às vezes, com a diminuição dos pelos pubianos. É possível se fazer um exame de sangue para avaliar os níveis de hormônio e seu médico pode determinar se seu nível de testosterona está abaixo do normal. Se for o caso, uma pequena dose de testosterona realmente pode estimular seu apetite sexual,

Sexualidade

mas há efeitos colaterais indesejados em potencial causados pela testosterona, como o desenvolvimento de características sexuais secundárias masculinas, como pelos faciais e voz mais grave. Assim como ocorre com o estrogênio, é incerto se a testosterona é segura para mulheres que tiveram câncer de mama. Esta é uma decisão complexa que você deve tomar com seu médico também.

A depressão também pode ser um fator importante da perda da libido. Como foi mencionado no Capítulo 3, muitas mulheres ficam no mínimo tristes e preocupadas, e às vezes deprimidas depois do câncer. É impossível se sentir *sexy* quando estas são suas principais emoções. A fadiga é outro sintoma da depressão, assim como uma companhia frequente no tratamento contra o câncer e da sua recuperação. Quando esses sentimentos a consomem, o sexo não vai estar no topo da sua lista de prioridades.

Caso você ainda esteja imersa em depressão após alguns meses, este é o momento de pedir ajuda. A perda de interesse pelo sexo é um dos sintomas clássicos da depressão, e você pode de fato identificar esse problema por essa falta de interesse. No Capítulo 17, discuto recursos úteis para lidar com a depressão. Há diferenças entre uma depressão clínica, que pode melhorar com medicamento, e a tristeza causada por circunstâncias da vida real. A última é o que se chama de depressão reativa, e é o que muitas mulheres passam após o câncer; ela melhorará aos poucos com o progresso de sua recuperação emocional e física. As drogas não ajudarão e não acelerarão o ritmo natural. Qualquer decisão quanto a tomar antidepressivos deve ser feita consultando um terapeuta experiente no trabalho com pacientes de câncer de mama. É extremamente importante saber diferenciar a depressão/tristeza, que é uma parte normal da experiência do câncer, de uma depressão clínica, que é uma doença diferente e que melhorará com medicamentos. Você também deve estar ciente de que muitos dos antidepressivos mais populares, como o Prozac e o Zoloft, podem ter como efeito colateral a diminuição da libido.

Pior ainda do que ter dificuldades com a libido e o orgasmo pode ser sentir dor durante a relação sexual. Níveis menores de estrogênio causam o afinamento e a diminuição das paredes da vagina, o que faz que a penetração seja muito desconfortável. O tamoxifeno causa mais lubrificação e conforto para algumas mulheres, mas para outras a mesma droga parece aumentar a secura. Caso você esteja sentindo desconforto ou dor durante as relações sexuais e mantém uma vida sexual ativa em que a penetração é importante para você, deve dar atenção a esse problema o mais rápido possível. Toda vez que tiver uma relação sexual e sentir dor, psicologicamente o problema se tornará

Câncer de Mama – Um guia prático para a vida após o tratamento

pior. Caso tenha secura vaginal extremamente dolorosa, experimente aplicações tópicas de óleo de amêndoa (comprado no supermercado) ou vitamina E. Você deve aplicá-los com a mesma frequência com que passa creme nas mãos.

A secura vaginal é a razão mais comum do desconforto ou da dor durante a relação sexual. Pode ser estranho ou embaraçoso falar a respeito disso com seu parceiro ou incluir um lubrificante em suas preliminares. Entretanto, esta última opção é definitivamente a melhor, e vocês dois se beneficiarão muito com o uso dos lubrificantes. Tente incluí-lo nos toques e na exploração um do outro e não apenas deixar para aplicá-lo no momento da penetração. Vocês dois podem colocar um pouco nos dedos ou nas mãos e se tocarem gentilmente; as sensações serão estimulantes e a umidade lhe ajudará a se movimentar em uma relação sexual prazerosa. Há muitos produtos que podem ser comprados em farmácias; alguns dos mais conhecidos são Astroglide, Moist Again, Replens, Surgilube e K-Y.*O Replens funciona de forma um pouco diferente dos outros; tente aplicá-lo três vezes por semana em vez de apenas antes da atividade sexual. (Aplicar Replens dois dias antes de um exame ginecológico também pode ajudar a torná-lo mais confortável.) Há também algumas pesquisas que sugerem que o uso tópico de Retin-A vaginal pode ser útil. Pergunte a seu ginecologista. Além disso, há dois produtos surpreendentes que ajudam as mulheres com a lubrificação e estão disponíveis no supermercado a preços baixos e sem nenhum embaraço: experimente iogurte ou óleo de canola.

Além da secura, a perda de elasticidade nas paredes vaginais também pode fazer que a relação sexual seja dolorosa. Com isso é menos fácil de se lidar, mas o uso regular de Replens pode ser útil, porque ele ajuda as células da vagina a manterem umidade e com isso parecerem mais espessas. Ele também ajuda a dar elasticidade à sua vagina. Você pode utilizar seus dedos, especialmente enquanto estiver tomando um banho morno de banheira ou pode comprar um vibrador ou dilatadores vaginais (disponíveis mediante prescrição na maioria das farmácias). Certifique-se de que qualquer coisa que você esteja inserindo em sua vagina esteja limpa e sempre utilize um lubrificante ou o faça durante um banho de banheira.

A posição durante a relação sexual pode fazer uma grande diferença no que se refere ao conforto. A posição padrão "papai e mamãe" pode ser a menos con-

---

* Entre os mais conhecidos no Brasil estão o Olla e K-Y. (NT)

132

Sexualidade

fortável, mas se esta for sua posição preferida, tente utilizar um travesseiro embaixo de seus quadris para mudar o ângulo. Experimente muitas opções: de lado (seu parceiro deitado atrás de você e a penetrando por trás), por cima, ou ainda sentada em seu parceiro para que você controle a profundidade da penetração. Tente mudar a posição das pernas, tencionando e relaxando sua vagina durante a relação. Outro truque pode ser levar seu parceiro a ter um orgasmo, seja com as mãos ou oralmente, antes de tentar a relação sexual. Se ele conseguir uma segunda ereção, será provavelmente um pouco menor, assim como a urgência dele. Uma ironia da natureza é que os homens, conforme ficam excitados, querem sensações mais rápidas e mais fortes, enquanto as mulheres, muitas vezes, desejam algo mais suave e gentil. Esteja ciente, também, de que a posição e o ângulo afetarão a experiência para seu parceiro. Para manter uma ereção e conseguir um orgasmo, os homens normalmente precisam ter a sensação prazerosa de contato entre o pênis e as paredes da vagina. Posições diferentes causam diferentes níveis de contato; é importante que vocês se comuniquem claramente sobre suas experiências. Encontrar formas de agradar a ambos pode exigir experiência e tempo, mas vocês encontrarão.

Voltar a ter uma vida sexual ativa e amorosa vale o esforço. Julie, uma médica de aproximadamente quarenta anos, descreveu a experiência inicial de fazer sexo com o marido após ter feito uma mastectomia como "tão estranha quanto a primeira vez. Embora eu venha fazendo sexo com este homem há vinte anos, me senti completamente estranha e nova". É claro que seu corpo operado tinha uma sensação estranha e nova para ela, e a própria incerteza dela o afetou também.

Há outras histórias e experiências que são completamente positivas. Uma de minhas pacientes é casada com um homem alto, musculoso, com cabelos longos, ciclista e tatuado. Na primeira vez que eles fizeram amor depois que ela fez a mastectomia, ele colocou a cabeça gentilmente na cicatriz dela e disse "agora eu posso me deitar mais próximo do seu coração".

Como você sabe, o aparecimento do Viagra causou um grande impacto no desempenho sexual dos homens. Há estudos agora focados no valor do Viagra para as mulheres. Outra possibilidade é o Viacream, um produto sem prescrição médica vendido pela internet, que é aplicado topicamente na região genital. Os princípios ativos do Viacream são menthol USP e L-arginina, um aminoácido encontrado nos derivados do leite. Ele estimula os tecidos sensíveis e parece dar à mulher um aumento na sensibilidade sexual e excitação, então ele pode melhorar ou facilitar um orgasmo.

Câncer de Mama – Um guia prático para a vida após o tratamento

Se você está passando por dificuldades para se excitar sexualmente ou ter um orgasmo, vale a pena falar com seu médico. Não se surpreenda se seu oncologista não estiver bem informado a esse respeito. Talvez seja melhor falar com sua ginecologista, com um médico especializado em função sexual feminina ou com um terapeuta sexual. Esses terapeutas trabalham na área de saúde mental – psiquiatras, psicólogos ou assistentes sociais – e fizeram treinamento especial para o tratamento da disfunção sexual. Você pode encontrar um terapeuta sexual certificado ligando para a *American Association of Sex Educators, Counselors, and Therapists* (Associação Americana de Educadores Sexuais, Conselheiros e Terapeutas); eles também têm um *site* com informações úteis. Antes de marcar uma consulta, entretanto, tenha uma conversa pelo telefone para se assegurar de que o terapeuta também tem experiência no tratamento de mulheres que tiveram câncer. O terapeuta sexual saberá analisar tanto seu relacionamento quanto suas habilidades sexuais. Ele conversará com você sobre as funções sexuais normais, sobre o impacto do seu câncer e do tratamento sobre elas, lhe dará conselhos e sugestões práticas que são apropriadas tanto médica quanto psicologicamente e trabalhará para melhorar a comunicação e o prazer para você e o seu parceiro. Há também livros que podem ajudá-la a fazer um pouco desse trabalho por conta própria; para sugestões, veja a sessão "Epílogo e recursos".

Preocupações especiais das mulheres solteiras

Mulheres que não estavam envolvidas em um relacionamento sério no momento em que foram diagnosticadas e fizeram o tratamento contra o câncer de mama podem ter mais preocupações em relação à sexualidade. Nunca é fácil lidar com encontros quando se é solteira; ter feito um tratamento contra o câncer de mama, então, certamente não é uma vantagem. Além de todas as preocupações e dificuldades que você tinha em relação ao namoro antes do câncer, provavelmente está se perguntando se alguém poderia achá-la atraente e desejável agora. A resposta rápida para esta pergunta é um enfático "Sim!".

Muitas das minhas pacientes solteiras descreveram sua experiência com o câncer como se fosse um radar avançado. Tão simples quanto possa parecer, esta é uma forma rápida e útil de separar os homens dos garotos (ou as mulheres das garotas). Qualquer parceiro que valha a pena terá maturidade necessária para aceitá-la como você é. A grande exceção a esta regra, com toda a honestidade,

134

Sexualidade

pode ser os homens que perderam suas amantes ou esposas para o câncer de mama. É compreensível que eles sintam que não podem se expor à possibilidade da mesma perda. Outros, entretanto, podem ter uma empatia especial por sua situação por causa de suas experiências anteriores e desejar muito conhecê-la melhor.

Se você está apreensiva sobre como começar a se encontrar com homens ou como conversar com eles sobre seu câncer, pode ser muito útil conversar com outras mulheres solteiras sobreviventes do câncer de mama que tiveram que enfrentar a mesma situação. Há duas áreas gerais de preocupação: sua própria vulnerabilidade emocional e a preocupação de que um homem possa vê-la como "um produto estragado", e a ansiedade sobre como começar um relacionamento íntimo com seu corpo operado e sua resposta ao estímulo sexual.

Como você está especialmente preocupada com novos relacionamentos, fará isso no seu próprio tempo. Mesmo se no passado você às vezes se precipitou em romances de apenas uma noite ou em relacionamentos rápidos e intensos, estes não são comportamentos que você terá agora. Realmente não é necessário contar a alguém sobre seu câncer em um primeiro encontro. Lembre-se de que você é uma mulher completa e com valor. O câncer é uma parte da sua história e com isso é parte de quem você é – mas é apenas uma parte. Obviamente, conforme vocês vão se conhecendo, chegará o momento em que você precisará conversar com ele a respeito disso. Escolha o momento cuidadosamente, e não espere para ter essa conversa até que vocês estejam a poucos momentos de se tornarem íntimos sexualmente.

O maior desafio para uma mulher solteira é encontrar a autoconfiança e a coragem para começar a se abrir para um novo relacionamento. Entre os muitos desafios da recuperação, retomar sua vida social/sexual será um dos maiores. Começar a namorar sempre significa assumir riscos, e como você já está se sentindo vulnerável, esses riscos parecerão maiores. Expor-se pela primeira vez a um parceiro em potencial nunca é fácil. Quando o momento chegar, mostrar seu corpo será ainda mais difícil. Ajudará se você falar com ele sobre suas preocupações, como você está se sentindo tímida, o quão difícil foi aceitar seu corpo depois do tratamento. Descreva a aparência do seu corpo e suas sensações; tente ser bem clara para que ele não se surpreenda com uma cicatriz, um formato estranho ou com a falta de um dos seios.

É provável que você descubra que ele, como seus outros amigos, não tem conhecimento sobre o câncer de mama e precisará receber informações suas. Você

135

deve contar honestamente o que aconteceu, como seu corpo mudou e quais são seus sentimentos e suas preocupações com relação ao futuro. Como a maior parte das mulheres que tiveram câncer de mama tem vidas longas e saudáveis, você pode tranquilizá-lo a esse respeito. Lembre-se de suas conquistas e vitórias. Você é corajosa. O câncer de mama é tão comum que é muito provável que ele tenha conhecido outras pessoas com a mesma história, e talvez não seja algo tão importante para ele como você temia. Eu nunca soube de um homem que fugiu de um novo relacionamento quando o câncer foi revelado. Pelo contrário, ouvi histórias adoráveis sobre homens sensíveis que disseram: "Todos nós temos cicatrizes. Algumas são mais visíveis do que outras". Ou algo tão comovente como: "Eu gostaria de ter conhecido você naquela época para que você pudesse contar com todo meu apoio".

Capítulo 10

Fertilidade e gravidez

Após o câncer de mama, algumas mulheres ficam com uma pergunta especialmente dolorosa e ambígua. A American Cancer Society estima que, a cada ano, pelo menos 26 mil mulheres em idade fértil são diagnosticadas com câncer de mama nos Estados Unidos. Preocupação e tristeza sobre a possível perda de fertilidade e da chance de engravidar são, às vezes, os aspectos mais angustiantes dessa experiência.

Nunca é um bom momento para se ter câncer, mas desenvolvê-lo enquanto se é uma mulher jovem é especialmente difícil. Enquanto outras estão pensando em bebês, você é forçada a pensar em quimioterapia. Enquanto outras planejam suas famílias, você está aterrorizada com a possibilidade de não sobreviver para ter um filho.

Caso não tenha tido filhos, ou ainda não tenha tido todos os que planejou, deve estar muito preocupada com sua fertilidade e com a possibilidade de uma futura gravidez. As mulheres que já tiveram um filho, mas gostariam de ter uma família maior, podem ficar tão tristes quanto mulheres que nunca tiveram filhos. Mesmo aquelas que não esperam ter filhos muitas vezes ficam devastadas pela possibilidade da infertilidade causada pelo tratamento. Parte dessa dor se deve a perder a oportunidade da escolha, por causa da falta de controle, em mais uma grande perda causada pelo câncer. Aceitar o possível fim de seus sonhos de ter filhos pode significar ter que lidar novamente com a dor e a raiva do seu diagnóstico de câncer. É algo mais, e algo muito importante, que o câncer roubou de você.

O câncer reorganizou completamente seu plano de vida. Caso este seja seu caso, é provável que você esteja se questionando sobre uma futura gravidez, se ela seria segura ou até mesmo possível, assim como sobre a adoção ou outras maneiras de se construir uma família.

137

Câncer de Mama – Um guia prático para a vida após o tratamento

Se, após cuidadosa consideração com seu marido ou companheiro, você acreditar que quer ter um filho, deve agora levar em consideração as implicações físicas e médicas de uma gravidez. O senso comum é que não é aconselhável uma mulher engravidar após ter câncer de mama. Durante os meus primeiros anos de trabalho, lembro-me claramente de ouvir os médicos transmitirem essa forte opinião a suas pacientes. Antes de o tratamento adjuvante ser amplamente utilizado contra o câncer de mama em estágio inicial, as taxas de sobrevivência eram significativamente mais baixas do que são agora, e os médicos viviam mais apreensivos sobre a saúde futura de suas pacientes.

Hoje, entretanto, os oncologistas acreditam que a gravidez após o câncer de mama – especialmente após terem se passado vários anos saudáveis – não aumentará a possibilidade de recorrência. A maioria dos médicos realmente sugere que suas pacientes esperem pelo menos três anos, e às vezes até cinco, após o câncer de mama para engravidar. Esse conselho se baseia em um número de estudos focados nas taxas de recorrência entre as mulheres que ficam ou não grávidas após o câncer de mama. Grandes estudos retrospectivos indicam que não há risco maior de recorrência entre as mulheres que tiveram uma gravidez três anos ou mais depois do seu diagnóstico. No entanto, há preocupações com o desenho desses estudos, e o mais importante é que ninguém tem certeza absoluta sobre o impacto de uma gravidez nas sobreviventes do câncer de mama.

É compreensível que ter de esperar de três a cinco anos para ficar grávida pareça uma espera interminável agora que finalmente terminou seu tratamento e você tem muita vontade de prosseguir com sua vida! Mas como a espera é inevitável, é aconselhável que utilize controle de natalidade durante o período em que estiver tentando evitar uma gravidez. Você não deve imaginar que, como não está menstruando (e pode levar um ano ou mais para que suas menstruações voltem após a quimioterapia), não seja fértil.

Algo que você pode fazer durante esses anos e que pode ajudar é conversar com seu médico sobre se consultar com um especialista em infertilidade e ter uma avaliação. Embora você não queira engravidar agora, pode ser útil mais tarde ter as informações básicas necessárias. Você também pode utilizar esse tempo para saber mais sobre adoção e outras alternativas. Quanto mais informações tiver, mais preparada estará para ir adiante quando o momento certo chegar.

Caso esteja pensando em adotar uma criança, enfrentará também a relutância de algumas agências de adoção em receber pedidos de mulheres que tiveram câncer. Este seria um bom momento para investigar agências diferentes e suas

Fertilidade e gravidez

opiniões sobre a adoção por pais que tiveram doenças graves. Você vai precisar de cartas de recomendação muito claras de seus médicos, e vai precisar esperar um período específico antes de poder se candidatar. Conheci várias mulheres que, tanto por meio de agências quanto de particulares, adotaram crianças após terem câncer de mama. Tão complicado quanto possa ser o processo, esta não é uma opção impossível.

Logo após a quimioterapia, Susan, uma advogada de 32 anos, e seu marido decidiram pesquisar outras formas para ter um filho. Conversando com especialistas em infertilidade, eles receberam boas informações sobre mães de aluguel, doação de óvulos e outras técnicas que poderiam ajudá-los tanto na época quanto depois. "Podemos ir em frente e uma mulher pode ter um bebê utilizando o esperma do meu marido, ou podemos esperar por mim", disse Susan. "Mas ajuda muito estarmos fazendo algo e saber que temos algumas opções."

A primeira dificuldade para engravidar, é claro, é sua fertilidade. A razão pela qual a quimioterapia acaba com a menstruação e com a fertilidade de uma mulher é simples. Uma garotinha nasce com todos os óvulos que terá por toda a vida dentro dos ovários. Quando ela começar a menstruar, aproximadamente cinquenta desses óvulos começarão a amadurecer por mês, embora normalmente apenas um mature completamente e fique disponível. Com o passar dos anos, o suprimento vitalício de óvulos diminui enquanto a quimioterapia mata as células que crescem rapidamente, destruindo os folículos que protegem e maturam esses óvulos, além de danificar o ciclo hormonal normal. Como mulheres mais jovens têm mais óvulos remanescentes, alguns deles têm maior chance de se recuperar e estar disponíveis no futuro do que os óvulos de mulheres com mais idade.

Você pode ter tido a sorte e a oportunidade de conversar sobre esses assuntos com seu médico oncologista antes do seu tratamento. Alguns oncologistas, cientes de que você tem esperança de poder de ter um bebê no futuro, podem sugerir um curso de quimioterapia adjuvante que utilize drogas que podem poupar a função dos ovários. Outros podem administrar um medicamento, Lupron, com a esperança de proteger a função ovariana futura. O Lupron faz que os ovários parem temporariamente, criando um efeito de menopausa reversível. Quando se interrompe o medicamento, é provável que a menstruação retorne. Alternativamente, uma mulher pode optar por guardar seus óvulos de maneira similar (mas muito mais complicada) nos bancos de esperma dos pacientes masculinos com câncer.

Para as mulheres que estão próximas do término dos seus anos férteis, a quimioterapia normalmente acaba com a ovulação e a menstruação. É provável

Câncer de Mama – Um guia prático para a vida após o tratamento

que as mulheres de vinte a trinta e poucos anos tenham novamente suas menstruações após a quimioterapia. As que estão no período intermediário – mulheres de 35 a 45 anos – estão em uma zona ambígua. Para melhor tratar seu câncer e reduzir o risco de recorrência, seu médico pode achar prudente terminar com seu ciclo menstrual e diminuir o estrogênio em seu corpo. Isso é especialmente verdadeiro para as mulheres que tiveram câncer receptor positivo de estrogênio. Como algumas mulheres mais jovens continuam a menstruar enquanto tomam tamoxifeno, pode ser que recomendem que você tome doses de Lupron para temporariamente parar seus ovários.

Atualmente, os inibidores de aromatase, outro possível tratamento hormonal para mulheres com câncer receptor positivo de estrogênio, são apenas prescritos para mulheres em estado pós-menopausa (ver página 89). A prescrição do tamoxifeno para mulheres mais jovens, após o término da quimioterapia, é um grande dilema. Essa droga pode fazer que o ciclo menstrual pare definitivamente, dependendo de características pessoais e da idade. Sabendo que quanto mais velha você for, menor será a possibilidade de que seu ciclo menstrual – e sua fertilidade – retornem ao término da terapia com o tamoxifeno, o que você faria? Você terá de encarar esse dilema caso precise tomar essa droga por cinco anos para minimizar o risco de recorrência e de desenvolvimento de câncer em seu outro seio. Você vai desejar fazer tudo o que for possível para prevenir o aparecimento do câncer, mas precisa saber que a fertilidade declina com a idade, que cinco anos é um longo período e que seu relógio biológico não para.

Obviamente o primeiro passo é descobrir se você ainda estará fértil após a quimioterapia. A resposta parece ser que se você voltar a menstruar, ainda poderá engravidar. Embora seja frequente, isso nem sempre é verdadeiro; todas nós sabemos de mulheres saudáveis que ainda menstruam e que nunca tiveram câncer, mas que tiveram dificuldade para conseguir engravidar. Há alguns exames de sangue-padrão para fertilidade. O primeiro determina a quantidade de estradiol, o mais importante hormônio feminino em seu sangue. Se seus ovários já não estiverem funcionando, o estradiol não estará presente. O segundo exame que pode ser feito confirma os níveis de serum LH (hormônio luteinizante) e de FSH (hormônio folículo estimulante) em seu sangue. Seu médico pode dizer pelo nível desses hormônios se seus ovários estão funcionando ou se você está em menopausa.

Todos esses fatores que podem afetar sua fertilidade são relacionados ao tratamento. Há duas preocupações principais em relação à gravidez após o câncer de mama.

Fertilidade e gravidez

A primeira é a possibilidade de que os hormônios da gravidez possam estimular o crescimento de qualquer célula com câncer que ainda esteja em seu corpo. A gravidez não causa câncer, mas os hormônios dela podem causar uma recorrência. A segunda preocupação é com a manutenção de sua boa saúde. A recorrência do câncer de mama durante uma gravidez seria uma situação angustiante. Dependendo do estágio da sua gravidez, você teria que enfrentar questões como interrompê-la ou o impacto de qualquer tratamento contra o câncer no feto. Ainda pior é a preocupação com sua morte prematura, o que deixaria seu filho para ser criado por outros.

Embora difícil de encarar, o que mais importa é sua sobrevivência. As pessoas que a amam se importam mais com você do que com uma criança que ainda nem nasceu. Seria tolo fazer algo que pudesse reduzir suas chances de viver uma vida longa e saudável.

Há questões tanto médicas quanto existenciais envolvidas nesse dilema. Qualquer mulher que teve um câncer de mama deve seriamente levar em consideração a seguinte pergunta: trazer uma criança ao mundo ou para minha família é um ato responsável quando não tenho certeza de que eu vá viver para criá-la? Obviamente nenhuma mulher tem a garantia de ter perfeita saúde para poder criar uma criança, mas você pertence a uma categoria diferente das que não receberam o diagnóstico de uma doença com potencial risco de morte.

É imperativo que você e seu marido, ou companheiro, levem em consideração essa decisão e todos os cenários possíveis muito seriamente. Todos vivemos com o risco de morrer de repente por causa de acidentes, desastres naturais e emergências médicas. Caso seu marido seja um homem idoso ou tenha problemas de saúde, você já se preocupa com a possibilidade de que ele morra e a deixe sozinha para criar as crianças. Agora você deve adicionar a isso a chance de que ele pode ficar sem você e até mesmo que seus filhos podem ficar órfãos.

A escolha de ter um bebê após o câncer de mama força você a ser uma mãe de quem se espera muita responsabilidade. As mesmas questões de todos os pais e mães devem ser encaradas com maior importância quando se tem uma dolorosa consciência da própria mortalidade. Você tem pessoas da família ou amigos muito próximos com os quais poderia contar para ajudar seu marido a criar as crianças da maneira que você gostaria? Há recursos financeiros que vão ao encontro das necessidades de uma criança e para a educação dela? Não é suficiente que apenas vocês dois tenham essa conversa íntima. Vocês também precisam conversar com os membros da família e com os amigos que seriam potencialmente

Câncer de Mama – Um guia prático para a vida após o tratamento

tutores adequados para sua futura criança. Eles desejam e podem assumir esse compromisso com vocês?

Após ter passado pelo câncer de mama, você está provavelmente mais comprometida do que nunca a viver sua vida completa e alegremente, e pode sentir que ser mãe é uma parte vital dessa vida. O batimento do relógio biológico que você mal ouvia antes do câncer pode estar bem alto agora. Mesmo se você não estivesse pensando em ser mãe antes do câncer, pode estar desejando isso agora. A paixão pela vida a ajudou durante os meses do tratamento e pode estimulá-la agora a criar e a cuidar de uma nova vida.

Mulheres que receberam tratamento de quimioterapia para o câncer de mama muitas vezes se preocupam com o possível impacto desse tratamento em uma futura gravidez. É tranquilizador saber que todos os dados disponíveis sugerem que a quimioterapia para o câncer de mama não causa impacto para o desenvolvimento de um bebê saudável. Se você fez radioterapia no seu seio, é provável, mas não garantido, que será capaz de produzir leite para amamentar seu bebê. Nos dois casos, seu seio não tratado pode produzir leite suficiente para alimentar o bebê. Estima-se que de 25 a 30% das mulheres são capazes de produzir leite suficiente para alimentar seu filho.

Foi publicado recentemente um relatório sobre o nascimento de um bebê saudável após o transplante de tecido do ovário criopreservado (congelado) de uma mulher que recebeu tratamento para a doença de Hodgkin (Donnez et al., 2004). Esta, assim como outras pesquisas em andamento, encoraja mulheres que esperam engravidar após o câncer. Há duas organizações que oferecem uma grande quantidade de informação e que, provavelmente, poderão colocá-la em contato com outras mulheres mais jovens que estão lidando com essas questões. São a Young Survivors Coalition – Coalizão das Jovens Sobreviventes (www.youngsurvival.org) e Fertile Hope – Esperança fértil (www.fertilehope.org).

Mesmo assim, a decisão de ter um filho é muito pessoal e individual. Você e seu marido, ou companheiro, devem conversar com seu médico sobre o tipo específico de câncer, seus tratamentos, as taxas de recorrência e os riscos que está encarando estatisticamente. Você precisa ter informações sobre todas as pesquisas nessas áreas e onde seu médico acha que você se encaixa nos dados. Com toda a informação que conseguir reunir, será capaz de tomar a melhor decisão possível para você e para sua família. Se sua mente e seu coração a encorajarem a perseguir esse sonho, vá em frente!

Capítulo 11

Filhos

Se você é mãe, é muito provável que no primeiro e doloroso instante em que ficou sabendo que tinha câncer, seu coração e pensamentos foram para suas crianças. Minha reação instantânea certamente foi: sentir o medo paralisante de deixar minhas filhas sem a mãe. Como eu e o pai delas nos divorciamos, eu as criava sozinha. Ele raramente estava presente, e meu noivo tinha entrado muito recentemente na vida delas para ser uma figura paterna. Todos nós reconhecemos intimamente nossas falhas como pais; apreciamos saber que nós mães ou pais de nossos filhos somos imperfeitos. Nas palavras do Livro de Oração Comum da Igreja Episcopal, sabemos que deixamos de fazer coisas que deveríamos ter feito; e fizemos coisas que não deveríamos ter feito. Mas sejam quais forem nossas falhas, sempre esperamos poder levar nossas crianças de forma segura até a vida adulta. Assumimos que estaremos lá para apoiá-las, protegê-las, cuidá-las e amá-las até estarem fortes para se manterem por si mesmas. Para mim, ouvir meu diagnóstico significou ter que reconhecer que eu poderia ser o instrumento – sem a coragem e a intenção, mas mesmo assim o instrumento – da pior coisa que eu poderia imaginar acontecer com minhas filhas: a perda da mãe.

Na época do meu primeiro diagnóstico, elas estavam em fases diferentes da vida, então suas reações e maneiras de lidar com o assunto foram diferentes e de acordo com a idade. Katharine estava no primeiro ano da faculdade e do outro lado do país. Como suas duas avós também tiveram câncer de mama, a reação imediata e natural da minha filha foi se preocupar com a saúde futura dela. Ela perguntou "O que isso significa para mim?", e como eu também me preocupava com isso, tudo o que pude fazer foi murmurar palavras tranquilizadoras e chorar sozinha. Com vinte anos, ela estava tentando se separar de mim para estabelecer sua independência e criar uma vida adulta plena. Ela era madura o suficiente para

143

entender as possíveis implicações para o futuro dela e tinha segurança o bastante em si mesma e em nosso relacionamento para falar sobre seu medo. Em nossa primeira conversa, ela precisava ouvir que ficaria bem, que era provável que eu ficasse bem e também precisava ser lembrada de que uma de suas avós, minha mãe, parecia estar curada. Mas, apesar de tudo, nenhuma de nós podia esquecer que a outra avó dela morreu por causa dessa doença.

Minha filha mais jovem, Julia, estava na sétima série, e sua primeira reação foi fazer a pergunta mais direta possível: "Você vai morrer?". O que foi logo seguido por: "Você vai perder seu seio?", "Você vai perder os cabelos?". Eu disse a ela o que disse para muitas mães dizerem para os filhos: que eu não ia morrer. Ninguém cai morta por causa do câncer de mama, e se houvesse recorrência no futuro e a possibilidade de morte, haveria muito tempo para conversar a respeito disso no futuro. No momento do diagnóstico, ela precisava ouvir que eu ficaria bem. Por causa da minha vida profissional, o tema câncer era comum em nossas conversas à mesa de jantar. Ela estava ciente de que o tratamento contra o câncer de mama podia significar, às vezes, a perda de um seio e a queda dos cabelos. Eu não precisei fazer uma mastectomia, mas sabia que perderia os cabelos, então respondi a essas perguntas honestamente. Então nós nos abraçamos bem forte e choramos.

Com o passar do tempo, nós três fomos encontrando meios de lidar com o medo e a tristeza e de apoiar umas às outras. Quando eu estava no segundo mês de quimioterapia, embora estivesse exausta e me sentindo mal, me forcei a manter o compromisso de dar uma palestra em Nebraska. Os voos atrasaram; cheguei atrasada à conferência e quase não me lembro da palestra ou de como ela foi aceita. Minha principal razão para fazer essa viagem foi poder parar no caminho de volta para visitar Katharine, em Minnesota. Embora eu tenha passado a maior parte do fim de semana dormindo, foi importante para ela me ver e podermos estar juntas. Foi também essa visita ao espaço dela que me mostrou o quão profundamente ela estava afetada por minha doença. Embora ela tenha voltado rapidamente à sua ocupada vida acadêmica e parecia estar bem, o quarto dela estava cheio de bilhetinhos e cartões de seus amigos. Ela, também, precisou de apoio e ajuda, e recebeu.

Julia, é claro, estava morando em casa, por isso o dia a dia dela foi diretamente afetado pelo meu tratamento. Após a crise sobre o cancelamento de uma viagem para a Disney World na época da minha cirurgia, nos esforçamos para que ela voltasse e mantivesse suas rotinas normais. Ela continuou a pedir carona,

Filhos

ajuda com a lição de casa, queria ir ao shopping, e eu normalmente conseguia atendê-la. Mas ainda me lembro de estar deitada na cama no início da tarde de uma sexta-feira e de dizer a ela que eu não poderia, simplesmente não poderia, levar ela e as amigas ao cinema. Houve uma explosão previsível de raiva, depois ela rapidamente fez outros planos. Eu, logicamente, me senti culpada, triste e dominada pela preocupação de como ela conseguiria viver sem mim.

Assim como aconselhei inúmeras mães a fazer, tentei envolvê-la e fazer que ela se interessasse em ajudar de formas apropriadas. Como qualquer adolescente, isso não quis dizer que ela se ofereceu para lavar as roupas ou colocar as louças na máquina de lavar, mas ela descobriu algo extremamente útil. Eu tinha muita dificuldade com as pílulas de Cytoxan que faziam parte do regime da minha quimioterapia. Durante o segundo ciclo, sentia náusea apenas de olhar para o frasco com as pílulas. Um dia Julia entrou na sala enquanto eu lutava para tomar minhas pílulas diárias. Ela as pegou da minha mão e sugeriu que eu as imaginasse como M&M's de menta; ela descreveu detalhadamente a textura, o sabor e a sensação da bala derretendo em minha boca enquanto eu engolia as pílulas. Essa imagem e a distração foram tão válidas que ela começou a me dar as pílulas na mão todos os dias (ajudava se eu nunca tivesse que tocá-las ou vê-las) e a criar uma imagem diferente para me focar. Nós imaginávamos muitas balas e muitas frutas e voltávamos para as M&M's de menta nos dias piores.

Doze anos mais tarde, quando meu segundo câncer foi diagnosticado, minhas duas filhas eram adultas. Essa experiência foi muito diferente. Eu não tinha mais o medo de morrer e deixar filhas ainda jovens. Saber que elas ficariam muito tristes não era tão difícil quanto a preocupação com quem cuidaria delas. Elas, se revezando, vieram passar uma semana durante e após minha cirurgia e foram ajudantes e companhias maravilhosas.

Durante meu tratamento, elas sempre se mantiveram em contato e me visitaram muitas vezes. Estarmos próximas foi tranquilizador e reconfortante para todas nós.

É muito provável que seus filhos se ajustem rapidamente e que consigam lidar razoavelmente bem com a doença durante os meses do seu tratamento. Eu e os colegas do meu departamento de psiquiatria do hospital fizemos um estudo longitudinal sobre as reações dos filhos ao câncer de mama da mãe, e, repetidas vezes, descobrimos que as crianças que recebem informações adequadas às suas idades e cujas rotinas permanecem as mesmas ficam muito bem. Na verdade, suas mães dizem que, quase sempre, parece que as crianças realmente esqueceram do

145

Câncer de Mama – Um guia prático para a vida após o tratamento

câncer e ficam assustadas quando veem uma área da cabeça da mãe sem cabelos ou ficam sabendo sobre uma consulta médica. Eles não esquecem realmente, é claro, nem estão em processo de negação. O que acontece é que seus sistemas de defesa são saudáveis e trabalham bem, protegendo-os enquanto lidam com seus processos diários de amadurecimento.

Na verdade, mães que estão fazendo tratamento muitas vezes contam que se sentem magoadas com a aparente indiferença de seus filhos em relação ao câncer. Nós sabemos que é natural que as crianças sejam centradas em si mesmas. Desde que se sintam seguras e cuidadas, elas normalmente conseguem conviver normalmente dentro de suas famílias e de seu mundo. O seu câncer não é nem deveria ser para eles a prioridade que é para você. Nem é surpreendente que essas mesmas dinâmicas persistam após o término do tratamento. Se você parece estar bem, o mesmo valerá para elas.

É provável que as crianças em idade pré-escolar não tenham lembrança real do período do seu tratamento. Se você não tem outro filho mais velho, essa situação implica uma escolha difícil. Assumindo que você fique bem, pode optar por não mencionar seu câncer para seus filhos até que estejam bem mais velhos, embora em algum momento eles certamente vão precisar saber sobre seu histórico médico para que possam cuidar de si mesmos adequadamente. Minha forte opinião, entretanto, é que se deve mencionar seu câncer de vez em quando de forma natural. Conte sobre a enfermeira de quem você gostava tanto. Fale sobre uma amiga que conheceu na sala de espera do médico oncologista. Seus filhos receberão suas dicas e, desde que você fale sobre o câncer calmamente, eles não ficarão assustados. É muito provável também que seus filhos ouçam sobre o câncer no contexto do diagnóstico de outra pessoa ou sobre suas próprias consultas de acompanhamento. Se a história do seu câncer fizer parte da memória da vida deles, assim como o acidente de carro de um tio e a morte de um bichinho de estimação da família, ou até mesmo uma viagem que você fez antes de eles nascerem, isso o colocará em perspectiva para eles.

Os filhos mais velhos, com certeza, se lembrarão. Embora possa parecer para você que eles esqueceram, pode ter certeza de que seu câncer é uma parte importante da vida emocional deles. Crianças em idade escolar estão aptas a se comportar como se ele nunca tivesse acontecido, e este é um sinal de que elas estão bem, mas isso não significa que elas não estão prestando atenção nem que não notem suas conversas ou sentimentos. Elas ouvem e observam, mas o que observam não causará um problema emocional desde que você pareça estar bem.

Filhos

Normalmente é uma boa ideia mencionar casualmente durante o jantar que você teve uma consulta médica hoje e que tudo está bem, ou que você almoçou hoje com uma amiga que conheceu durante a radioterapia. Não se surpreenda se seus filhos não disserem nada e se a conversa passar rapidamente para outro assunto. O importante é ser natural, incluir a recuperação do câncer em sua vida com todas as outras coisas que estão acontecendo. O objetivo é fazer com que o câncer faça parte da vida deles, mas não como ponto principal.

Curiosamente, muitas mulheres podem se sentir muito magoadas com a aparente indiferença de suas filhas adolescentes em relação ao seu câncer de mama, achando que uma filha a ponto de ser uma mulher madura deveria ser mais compreensiva e se envolver mais. Mas todas nós sabemos que os adolescentes – filhos e filhas – são notoriamente centrados em si mesmos para que possam se tornar indivíduos independentes de seus pais. Essa fase normal de desenvolvimento acontece de forma diferente para cada filho. Por isso, alguns adolescentes se envolvem ativamente em causas contra o câncer de mama, participando de eventos para levantar fundos e até mesmo planejando sessões para a conscientização sobre o câncer de mama em suas escolas ou comunidades. Muitos, entretanto, não têm interesse em atividades desse tipo; na verdade, eles podem odiar serem identificados publicamente como o filho ou a filha de uma sobrevivente do câncer de mama. Isso é perfeita e completamente normal. O importante é permitir que seus filhos, de qualquer idade, lidem com seu câncer e com seus medos de sua própria maneira. Alguns filhos lidam com isso pouco a pouco, permitindo apenas o que conseguem tolerar a cada momento.

O conselho de incluir seu câncer em suas conversas normais é igualmente importante em relação a seus filhos adolescentes. Continue, como sempre, a responder às perguntas deles honestamente. Pode ser bom, especialmente durante o primeiro ano enquanto a experiência é muito recente, mencionar que seus *checkups* e sua mamografia anual tiveram bons resultados. Mas não espere muita reação. Seus adolescentes podem compartilhar sua alegria ou apenas dar de ombros. Em ambos os casos, entretanto, eles certamente a ouviram e receberam as boas-novas.

É provável que no futuro seu filho aparentemente desinteressado venha conversar com você sobre o quanto ela ou ele estava amedrontado. Pode levar algum tempo para que seus filhos possam verdadeiramente admitir esses medos para si mesmos. Pode ser também que receber a notícia sobre o diagnóstico da mãe de um amigo ou de outra pessoa possa trazer à tona todos esses medos latentes sobre sua doença, talvez provocando uma reação intensa. Isso, também, é normal. Caso aconteça, encoraje-os a falar sobre como se sentiram, e conte a eles que você também teve medo. Lembre-os de que você está bem agora, que seus médicos estão fazendo seu acompanhamento com muito cuidado e que você será sempre honesta com eles. As crianças podem ter medo de que você esconda as más notícias deles, então é importante deixar claro que você não fará isso. Dessa forma, enquanto você não disser que há um problema, eles terão certeza de que não há mesmo nenhum.

Caso seus filhos queiram ter certeza de que sua saúde está bem – "Você está curada agora, mamãe?" –, seja honesta, mas tenda para o lado positivo. Para os filhos adolescentes e adultos pode-se dizer: "Estou bem agora e tenho muita esperança de ficar bem". Isso dá a eles a oportunidade, caso queiram, de pedir mais informações, mas também permite que eles aceitem sua resposta e fiquem satisfeitos. Com crianças mais novas, sua resposta deve ser um enfático "Sim". Repito: as preocupações com a recorrência pertencem a você e aos adultos que a amam. Caso você tenha que lidar com o câncer novamente, haverá muito tempo para conversar a respeito disso.

Judith contou a seguinte história sobre seu filho, que tinha oito anos na época do diagnóstico dela e agora tem catorze, e acaba de entrar para o ensino médio. "Na semana passada, pela primeira vez, ele começou a falar comigo sobre o que aconteceu. Talvez isso tenha acontecido porque o pai de um amigo dele acabou de ser diagnosticado com câncer no cólon. De qualquer forma, ele disse 'Meus amigos ficaram chocados quando contei que minha mãe tinha tido câncer. Eu pensei que era algo pelo qual a mãe de todo mundo passasse. Pensei que seu cabelo cair e você voltar para casa cedo do trabalho e vomitar fosse normal'. Bem, nós realmente tentamos manter as coisas normais para ele. Perdi a conta de quantos jogos de futebol tive que aguentar, sentindo náusea com o sol batendo em minha cabeça careca e agindo como se nada estivesse acontecendo...".

No entanto, também é aconselhável prestar atenção à possibilidade de um filho reagir ao seu câncer com ansiedade, seja sentindo medos específicos ou uma preocupação mais generalizada que aparentemente não pareçam estar claramente relacionados a ele. Com isso, por exemplo, uma criança pequena pode passar a ter medo de trovões, ou uma criança mais velha pode de repente passar a se preocupar com uma miríade de assuntos. Enquanto esses comportamentos realmente podem ser reflexos de outras preocupações, sempre leve em consideração a possibilidade de seu filho estar realmente preocupado com você e com sua saúde, e

Filhos

estar direcionando essa ansiedade para outro problema. Se você acha que pode ser isso, pergunte diretamente a ele ou a ela. Você pode dizer algo como: "Quando ouço você dizer que se preocupa com sua professora ficar doente e sair da escola, não posso deixar de me perguntar se você também está preocupado comigo. Nós todos lembramos que eu tive câncer de mama no ano passado, e todos nós pensamos e nos preocupamos com isso às vezes".

Peque pelo excesso de preocupação com seus filhos. Desejo enfatizar novamente que a maioria dos jovens cujas mães têm câncer de mama fica bem, mas realmente precisamos reconhecer que alguns filhos têm grande dificuldade de aceitar a realidade sobre a doença da mãe e ficam assustados e preocupados. É complicado saber se esses filhos foram afetados pelo fato de a experiência da mãe ter sido especialmente difícil (se, por exemplo, a quimioterapia fez com que ela tivesse que passar semanas em um hospital) ou por sua própria personalidade e forma de lidarem com a situação. Caso você tenha ficado separada de seus filhos por longos períodos ou seu trauma físico ou emocional tenha sido claramente visível para eles, eles podem ter maior dificuldade para se recuperar. Quando pensar em seus filhos e sobre a adaptação deles ao seu diagnóstico, há algumas coisas às quais se deve ficar atenta:

- Dificuldade na escola (acadêmica, social ou comportamental).
- Problemas de comportamento em casa.
- Comportamento regressivo (por exemplo, chupar o dedo, fazer xixi na cama, crises de histeria).
- Grandes mudanças de apetite.
- Dificuldades para dormir ou pesadelos.
- Grandes mudanças de comportamento, como se tornar muito tímido ou agressivo.
- Ansiedade, seja ela difusa ou focada em coisas específicas.
- Ficar muito próximo ou rejeitar você.

Pode ser difícil saber o motivo da preocupação. Adolescentes, por exemplo, sempre rejeitam seus pais, então como saber se o comportamento deles é normal ou a evidência de um problema? Minha sugestão geral é confiar em sua intuição. Você conhece seu filho melhor do que ninguém, e se você acha que ele tem um problema, precisa cuidar dele. Caso observe qualquer um desses comportamentos ou simplesmente esteja preocupada com seu filho, não hesite em marcar uma

Câncer de Mama – Um guia prático para a vida após o tratamento

consulta com um terapeuta familiarizado com os problemas relacionados aos pacientes de câncer; o terapeuta do seu filho deverá ser experiente no atendimento de crianças que precisam lidar com doenças dos pais. Você pode começar a busca conversando com o pediatra, com a assistente social da escola ou com um de seus médicos ou terapeutas. Levar seu filho a um terapeuta não é um sinal de que vocês foram maus pais ou de um problema real. É simplesmente uma forma importante de prevenir problemas mais sérios mais tarde e para tranquilizar seu filho de que você sempre o respeitará e cuidará dele.

Conforme vão crescendo, as filhas começarão a se preocupar com o impacto do diagnóstico do seu câncer de mama na saúde delas. Caso outras mulheres em sua família tenham histórico de câncer de mama ou nos ovários, e especificamente se você fez o exame e descobriu que carrega um dos genes do câncer de mama (ver Capítulo 15), esta é uma preocupação válida. Nesse caso, talvez você queira sugerir à sua filha que leia este capítulo. Caso você não tenha resultado positivo para esses genes, pode tranquilizar suas filhas de que o risco de elas desenvolverem câncer de mama é muito pequeno caso seu câncer tenha se desenvolvido após a menopausa, e que esse risco não aumenta seriamente mesmo que seu diagnóstico tenha sido feito antes. Você também pode falar com seu médico a respeito desse risco, e, com a aprovação dela ou dele, convidar sua filha para acompanhar essa conversa.

Entretanto, apesar de essas medidas serem úteis, a verdade é que palavras tranquilizadoras não ajudam muito em relação a seus próprios medos a respeito disso. Saber que podemos, mesmo que minimamente, ter contribuído para o futuro desenvolvimento do câncer de mama em nossas filhas pode ser arrasador. Tente se lembrar de que o progresso na detecção prematura continua a ser feito e de que é provável que testes em séries (*screening*) muito melhores estejam disponíveis no futuro. Alguns médicos e cientistas falam até sobre a prevenção do câncer de mama; talvez essa seja futuramente uma possibilidade real. No mínimo, eles terão maior consciência sobre essa doença. Elas farão autoexames, começarão a fazer mamografias por volta dos trinta anos de idade e contarão o histórico da família a todos os seus médicos. Essa vigilância será muito boa para elas.

E a maior preocupação, é claro, é a tristeza e o medo ante a possibilidade de deixar seus filhos. Betsy Lehman, uma mulher com câncer de mama que amei e cuja morte foi causada por um erro na medicação ocorrido durante seu transplante de medula, falou eloquentemente sobre essa dor. Ela frequentemente sentia-se muito mal nos dias após seus tratamentos de quimioterapia, e descreveu estar deitada na cama no andar de cima e ouvir os sons de sua família na cozinha. "Eu estava deitada e ouvia o Bob conversando com as garotas, o barulho das louças e suas risadas. Em vez de me sentir feliz por ele estar se dando tão bem com elas, tudo o que eu conseguia pensar era: É assim que vai ser depois que eu morrer?"

Para mulheres com câncer de mama, e cujas mães morreram por causa dessa doença durante suas infâncias, o peso de viver os dois lados da equação é muito grande. Elas conhecem bem demais o impacto causado em uma criança pela morte da mãe. Lembrar dos avanços no tratamento do câncer de mama e que as taxas de sobrevida estão muito mais altas alivia muito pouco seu medo. Judith A. Ross, uma escritora por volta dos quarenta anos de idade, contribuiu com um artigo sobre esse medo para nossa coleção de artigos de sobreviventes:

> "Sonhei que estava com minha mãe na noite passada, eu a chamava durante o sono e ela estava deitada do meu lado na cama, dizendo: 'Eu estou aqui'. Eu pensava: 'Não, você não está, você está morta'. E acordei desejando que, pelo menos no sonho, eu pudesse ter acreditado nela e que a rede de segurança que foi retirada de debaixo de mim no ano em que fiz dezesseis anos, o ano em que ela foi diagnosticada com câncer, ainda estivesse lá.
>
> Em um dado momento, entretanto, aprendi a confiar na vida novamente, e quando tinha vinte ou trinta anos, realmente achei que poderia viver feliz para sempre. A ameaça do câncer hereditário me rondava, mas eu tinha esperança de poder escapar dele. Agora que ele aconteceu, estou aliviada porque o suspense acabou. Mas o mundo é novamente um lugar perigoso. Eu, assim como meu filho de nove anos, estou cheia de medos e preocupações, e, às vezes, sou realmente difícil de engolir. Diferentemente dele, ir lá fora para ver as estrelas não ajuda com o tipo de escuridão que me amedronta. Eu não posso simplesmente fechar as cortinas e manter o mal do lado de fora. Ninguém pode me garantir uma boa saúde.
>
> Não quero que minha família sofra porque estou com raiva. Não é que eu abuse de ninguém, mas de vez em quando nossa casa se torna um local muito tenso. Sei que não há esposas ou mães perfeitas, mas cada erro que cometo parece ter consequências pelo restante da vida porque não acredito que minha vida será longa. Eu me preocupo muito com meus meninos. Quais lembranças eles terão de mim? Talvez eles se lembrem de mim deitada ao lado deles na cama, dizendo: 'Eu estou aqui'".

Câncer de Mama – Um guia prático para a vida após o tratamento

Mesmo assim, embora não possa proteger seus filhos da realidade do seu diagnóstico de câncer, você pode, em grau maior ou menor, protegê-los de sua preocupação com o futuro. Seus filhos pequenos não estarão conscientes, e nem deveriam estar, do silêncio do câncer de mama e da assustadora realidade de que ele pode recorrer mesmo anos após o diagnóstico original. Nem há razão para forjar essa informação na cabecinha de seus filhos, embora seja provável que eles tenham uma compreensão melhor do potencial de recorrência do câncer. Se desejar, com filhos jovens no fim da adolescência e jovens adultos, você pode certamente falar sobre sua preocupação de que ele possa voltar um dia e pode compartilhar seus medos e suas preocupações até onde desejar. Mas lembre-se sempre de que mesmo os filhos jovens adultos querem desesperadamente acreditar que você esteja curada. Não os ajuda em nada a preocupação com a recorrência. Essa preocupação pertence a você e a seu marido.

A verdade é que as únicas coisas que ajudarão seu sofrido coração são a sorte e o seguro passar do tempo. Enquanto isso, há algumas ações que podem aliviar algumas de suas preocupações concretas. Você deve ter um testamento e deve montar cuidadosamente um plano financeiro. Todos os pais deveriam tomar essas medidas de segurança, mas muitos não o fazem. Para você, não há mais desculpas. Assim como o conselho que dei para mulheres que estão pensando em engravidar após o câncer de mama, este é o momento para você e seu marido terem uma conversa séria sobre o que aconteceria com seus filhos caso vocês dois morressem. Embora agora você esteja preocupada com o fato de morrer por causa do câncer de mama, precisa se lembrar também de que as outras pessoas morrem por muitas outras causas. Como mãe responsável, você deve levar em consideração essa terrível possibilidade. Seria ideal conversar com membros da família ou amigos próximos os quais você gostaria que criassem seus filhos. Conte com um advogado capaz para que a parte legal seja feita corretamente. Tente deixar a parte financeira de forma que os tutores de seus filhos tenham fundos suficientes para as necessidades e para a educação deles. E depois se esforce ao máximo para deixar essas preocupações de lado e levar sua vida em frente.

Algumas mulheres decidem manter um caderno de anotações ou diário para cada criança. Este será um tesouro para eles, mesmo que você viva até chegar à idade avançada. Seus filhos, especialmente as crianças pequenas, nunca vão realmente saber como você é neste momento, então transmita a eles quem você é através da escrita. Isso pode também ajudá-la a colocar de lado seu câncer de mama e a reavaliar o que é mais importante; fazer um diário acompanhando os

152

Filhos

momentos com seus filhos e com sua família lhe ajudará a prestar mais atenção a eles. O objetivo não é criar diários ou cadernos de anotações como preparativos para morrer; em vez disso, eles são sugestões para se viver bem. É possível que essa experiência aumente o amor e o apreço que vocês sentem uns pelos outros. Guardar seu passado e saborear seu presente enriquecerá sua vida, assim como a deles.

Capítulo 12

Pais

Quando estava grávida de oito meses de minha segunda filha, minha mãe foi diagnosticada com câncer de mama. Eu estava sentada ao lado dela quando o cirurgião deu a notícia, e me lembro de que a primeira coisa que ela me disse foi: "Olha o que fiz com você!". Quase treze anos depois, quando meu cirurgião me deu a mesma notícia, fiquei com o coração dilacerado ao pensar que teria que contar a ela que seu pior pesadelo tinha se tornado realidade. Sabendo que minha mãe estava com aproximadamente sessenta anos na época do seu diagnóstico e que nenhuma outra mulher em nossa família tinha tido câncer de mama ou nos ovários, era improvável que ela passasse um gene de câncer de alto risco para mim. Mas eu sabia que os dados sobre a suscetibilidade genética significariam pouco para ela e que ela se sentiria responsável e culpada.

Na época ela vivia na Califórnia com seu segundo marido, e eu esperei um dia inteiro para fazer o telefonema. Primeiro eu precisava falar com minhas filhas, chorar com meu noivo e começar a assimilar a realidade. Enquanto escrevo, me impressiono por não ter nenhuma lembrança da conversa que minha mãe e eu tivemos. Consigo me lembrar de cada detalhe de como contei para minhas meninas, meus irmãos, meus amigos, mas não tenho a menor lembrança de como contei para minha mãe. Esse lapso de memória é uma forte evidência do quão dolorosa nossa conversa deve ter sido.

Meu pai tinha morrido de câncer no pulmão havia quinze anos. Ele não fumava, era uma pessoa ativa e saudável; e morreu depois de seis semanas. Sua doença aguda e sua morte foram as primeiras experiências que nossa família teve com o câncer, e quando minha mãe foi diagnosticada dois anos mais tarde, tivemos dificuldade para acreditar que ela poderia ficar bem. Felizmente, ela foi

155

tratada e aparentemente curada, mas, certamente, não estava preparada para ter uma filha com câncer de mama.

Seu relacionamento com seus pais, qualquer que seja a intensidade e a qualidade, tem importância singular em sua vida. Sempre que converso com uma nova paciente, pergunto sobre seus pais. Não importa nossa idade, ou mesmo se nossos pais estão vivos, a influência e a presença deles são duradouras em nossas vidas.

Obviamente, as mulheres que perderam a mãe para o câncer de mama podem ser as mais afetadas emocionalmente por essa ligação. Para muitas, será quase impossível acreditar que ficarão bem. As lembranças da doença e da morte da mãe as assombram. Frequentemente, mulheres nessa situação dizem que estavam esperando por seu próprio diagnóstico, que há até certo alívio perverso de que isso tenha finalmente acontecido. Muitas dessas mulheres são influenciadas a escolher seus próprios tratamentos por causa da história de suas mães. Isto é, elas podem insistir em receber o tratamento mais agressivo possível ou, em uma tentativa de se diferenciarem, optar por algo diferente do que sua mãe recebeu. Se essa é sua história, é extremamente importante lembrar que você não é sua mãe. Não apenas as características dos seus cânceres são provavelmente diferentes, mas também os tratamentos disponíveis são extremamente diversos do que eram vinte ou trinta anos atrás.

Mulheres cujas mães são sobreviventes do câncer de mama lidam um pouco melhor com essa preocupação. Elas se asseguram de que a recuperação e a esperança com relação ao futuro serão semelhantes. Conheci também famílias cujo câncer de mama da filha precedeu o diagnóstico da mãe. Mas, seja qual for o caso, ter vários membros da família vivendo com o câncer de mama é provavelmente desafiador para todas as pessoas envolvidas. As mulheres lidam com isso de formas diferentes. Minha própria mãe, uma senhora forte e tradicional, era da opinião de que não devemos nos prender a coisas ruins. Na opinião dela, no minuto em que o tratamento dela terminou, quando nem mesmo ela poderia negar que algo difícil estivesse acontecendo, insistia para que eu "fizesse um esforço e colocasse um sorriso no rosto". Ela não falou nada sobre os efeitos colaterais e certamente não comentou sobre seu medo. Eu, por outro lado, ganho a vida no mundo dos sentimentos. O afeto e suas formas de comunicação são meu ganha-pão. Eu precisava e queria falar, e ela não aguentava mais me ouvir. Ela deixou bem claro que desaprovava a expressão dos meus sentimentos. Certamente isso se devia em parte à dor verdadeira do meu diagnóstico, mas também estava relacionado à crença dela de que raiva, lágrimas ou palavras fortes não eram comportamentos adequados. Uma noite, muitos anos mais tarde, conversei com ela sobre a consulta de acompanhamento que eu teria no dia seguinte e comecei a expressar minha ansiedade.

Ela disse com sua velha voz maternal de comando: "Seu câncer não vai voltar, e você precisa parar de se preocupar. Agora mesmo". E ponto-final!

Em momentos difíceis, todos nós sentimos falta de nossos pais, normalmente de nossas mães. Mesmo assim, durante muitas semanas depois que fui diagnosticada, eu sonhava todas as noites com meu pai. Os detalhes de cada sonho variavam, mas o tema era o mesmo: estar com ele, ser abraçada por ele e me sentir segura e protegida. Esses sentimentos maravilhosos ficavam comigo durante o dia e me consolavam um pouco. Não importa nossa idade ou a idade de nossos pais. Faz pouca diferença até mesmo o tipo de mãe que a nossa foi. Nós sentimos falta do sentimento maternal ideal, e a fantasia persiste mesmo que as experiências tenham sido diferentes. Em meus grupos, quando as mulheres falam sobre suas mães, a conversa se torna carinhosa e íntima, e sua necessidade de aproximação e compreensão é palpável.

Ronnie descreveu bem esses sentimentos complicados: "Quando eu estava mal e fazendo tratamento, entendi que você nunca é velha demais para precisar de um pouco de afeição maternal, especialmente quando está doente e amedrontada. Mas em uma viagem recente percebi que minha mãe, embora seja muito boa, não é nada maternal. Ela realmente nunca foi assim e naquele momento foi incapaz de me dar um pouco de cuidado e afeição. Acho que ainda gostaria de receber mais".

Há mães e pais que reagem a essa situação maravilhosamente. Na verdade, muitas pacientes minhas sentiram que seus pais cuidaram muito mais delas durante o câncer do que durante suas infâncias – uma segunda chance que, às vezes, possibilita aos pais e às suas filhas adultas forjar uma intimidade que, do contrário, nunca teria acontecido. Mas este, logicamente, é um resultado ideal; é mais provável que seus pais tenham se comportado durante esta crise como o fizeram em outras crises de sua vida. Pais que apoiam seus filhos continuam apoiando, e pais que não se envolvem continuam distantes. Se seus pais a desapontaram, a dor pode parecer ainda maior agora. Em um momento de vulnerabilidade e necessidade, é muito difícil aceitar que seus pais, novamente, não puderam dar o que você precisava.

A importância do seu relacionamento com seus pais, da sua história com eles, e de suas vidas e necessidades são de muitas formas relevantes para sua recuperação. O impacto do seu diagnóstico sobre eles não pode ser superestimado. Não importa sua idade ou quão independente você é, você ainda é a filha deles, a bebê deles. Assim como você tenta proteger e afastar seus filhos do perigo, eles quiseram proteger você. Ouvi muitos pais idosos dizerem: "Deveria ter sido eu. Por que não aconteceu comigo? Por que isso aconteceu com ela?". Dependendo da idade deles, seus pais também podem ter uma visão diferente do câncer de mama da que sua geração tem. Alguns se lembrarão de quando ele era "a palavra C", que nunca deveria ser mencionada em público, ou se recordam dos anos nos quais as mulheres que eram diagnosticadas com câncer de mama não diziam nada a ninguém, eram provavelmente tratadas apenas com mastectomias radicais e, frequentemente, morriam. Eles ficaram muito amedrontados com seu diagnóstico e podem ter dificuldade para acreditar que você ficará bem ou, ao contrário, podem ser incapazes de admitir que você não esteja bem porque essa possibilidade é dolorosa demais para ser contemplada. Eles talvez desejem saber todos os detalhes do seu diagnóstico e do tratamento ou podem querer não saber de nada.

Uma situação particularmente complicada surge quando alguém possui pais vivos, mas muito doentes ou mentalmente incapazes. Isso é sempre um pesadelo, mas em um momento de crise se torna ainda pior. Embora eu realmente acredite que a honestidade é quase sempre a melhor política, estas podem ser situações em que "quase" é uma palavra importante. Algumas mulheres decidem não contar a um pai ou a uma mãe muito fragilizada sobre seu câncer de mama e são capazes, normalmente por causa da distância, de manter o segredo. Ocasionalmente, quando o tratamento termina, essa decisão é revertida porque parece mais fácil e menos perturbador contar quando a crise tiver terminado. Muito frequentemente, o segredo nunca é compartilhado, e há alívio por não ter traumatizado um pai ou uma mãe idosa e frágil. Você é quem conhece mais a situação de seus pais e de sua família, mas pense cuidadosamente sobre suas razões caso tenha decidido esconder o fato de seus pais.

Muitas mulheres de meia-idade se veem cuidando tanto de seus filhos quanto de seus pais idosos. Caso você tenha responsabilidade com relação ao cuidado com seus pais, sua doença provavelmente causou muitos problemas. Você teve que encontrar outras saídas enquanto lutava para gerenciar as atribuições da sua própria vida. Se você tem irmãos, teve que negociar e reorganizar a divisão do trabalho. Mudanças desse gênero têm um preço, e você está tendo agora que encarar as consequências.

Pais

Algumas mulheres descreveram os difíceis momentos com os pais ou irmãos durante os meses do seu tratamento. Pessoas com mais idade frequentemente estão envolvidas consigo mesmas e são ansiosas; mudar é difícil e assustador para elas, então seus pais podem parecer incapazes de entender ou dar o devido valor ao que estava acontecendo em sua vida que fez que você estivesse menos disponível para eles. Eles podem ter sido muito enfáticos em relação à sua doença em um momento e no próximo reclamar que você não pode levá-los para fazer compras. Com sorte, esses desentendimentos fazem parte do passado, mas mesmo que vocês tenham conseguido algum tipo de acordo entre si, podem ter permanecido ressentimentos de ambos os lados que estão afetando seu relacionamento agora.

Kathleen era uma mulher solteira com quarenta e poucos anos que veio conversar comigo alguns meses após o término de seu tratamento. Ela era consultora de negócios, e vivia e trabalhava em São Francisco, mas por causa de problemas familiares decidiu retornar a Boston. Kathleen se mudou para seu próprio apartamento e começou a pensar em sua própria vida. Então seu pai morreu e ela foi diagnosticada com câncer de mama.

O câncer dela foi de alto risco e ela optou por uma quimioterapia muito agressiva. Muitas vezes, ela teve que ficar no apartamento novo da mãe em uma comunidade de aposentados para se recuperar após os tratamentos, e achou a experiência irritante. "Eu me sentia fraca, mal e horrível, mas mesmo nessa condição era estranho ter todas essas senhoras idosas saudáveis cuidando de mim". Quando ela finalmente ficou bem para retornar a sua própria casa, descobriu que todos os conceitos que a família tinha sobre ela vieram à tona, ou seja, ajudar seus parentes idosos conforme a necessidade, auxiliar com os negócios da família e estar disponível quando a chamassem. Como disse claramente: "Agora que tenho a esperança de viver e de ter uma vida, me pergunto: de quem é esta vida?".

Não é possível imaginar o quão doloroso é para seus pais admitir a possibilidade de que possam viver mais do que você, e é igualmente difícil para você contemplar isso. Entretanto, assim como você deve fazer planos para seus filhos, você precisa pensar sobre as necessidades de seus pais. O ideal seria que eles tivessem feito planos para o futuro e não dependessem de seus cuidados e apoio, mas se esse não for o caso, você precisa pensar sobre outras possibilidades. Caso não seja possível falar com seus pais a respeito disso, você terá que falar com seus irmãos. Caso você seja filha única ou a única responsável por seus pais, deve falar com um advogado ou com um administrador de bens. A última coisa com

Câncer de Mama – Um guia prático para a vida após o tratamento

a qual você precisa se preocupar é como seus pais vão sobreviver se sua saúde está comprometida.

Assumindo que você fique bem e viva ainda muitos anos, isso lhe dará a oportunidade de avaliar seu relacionamento com seus pais e até de fazer algumas mudanças. Você pode ficar mais próxima ou mais distante deles do que estava antes de sua doença, e eles podem ter surpreendido ou desapontado você. Mas se você não pode mudá-los, pode mudar a si mesma. Ao pensar sobre suas prioridades e valores, pode decidir que ficar próxima de seus pais é importante para você; também é possível que conclua com tristeza que um relacionamento diferente – melhor – é impossível. Esses relacionamentos compreendem uma história de vida que nem sempre pode ser reparada.

Mesmo assim, o fato de que sua doença a forçou a contemplar sua mortalidade garante que você vá se lembrar de sua história de vida, assim como vai moldar suas esperanças para o futuro. Esta é uma chance de fazer as pazes com os sentimentos em relação a seus pais.

Capítulo 13

Amigos

Para a maioria de nós, uma das surpresas mais desagradáveis é a mudança que o câncer traz às nossas amizades. A primeira suspeita veio provavelmente na época do seu diagnóstico. Quase todas as mulheres contam sobre reações inesperadas de amigos. Mesmo amigos antigos podem simplesmente desaparecer. Outros, que você mal conhecia, se tornam amigos próximos durante os meses do seu tratamento. De modo geral, a ajuda e o apoio provavelmente não vieram de quem você esperava, e, sim, de algumas pessoas inesperadas. Você pode ter feito novas amizades com mulheres que encontrou nas salas de espera, nas áreas de tratamento, ou nas reuniões de grupos de apoio às quais tenha ido. Além do mais, é provável que mudanças desse gênero continuem a acontecer depois que seu tratamento terminar.

Sabemos bem que qualquer crise na vida resulta na perda de alguns amigos e no ganho de outros. É comum ouvirmos de pessoas que estão passando por um divórcio ou separação que alguns de seus amigos casados pararam de ligar. Após uma morte em família, muitas vezes descobrimos que pessoas que diziam ser amigos não estão mais presentes em nossas vidas. A explicação mais provável para esses afastamentos – uma razão, mas definitivamente não uma desculpa – é que sua experiência os assustou ou ameaçou tanto que a única opção que tiveram para se proteger foi deixar de ter contato com você completamente. Se o casamento de uma pessoa estiver abalado, pode ser ameaçador estar perto de alguém que está passando por uma separação; um diagnóstico de câncer não é diferente de qualquer outra crise no que se refere à ameaça e à segurança dos outros. Na verdade, por ser o câncer tão imprevisível, aparentemente tão aleatório quanto às suas vítimas, e seus resultados serem tão incertos, seu diagnóstico pode ser ainda mais assustador.

161

Câncer de Mama – Um guia prático para a vida após o tratamento

O contrário – e isso também acontece – é o aparecimento inesperado de pessoas que são atraídas pelos problemas dos outros. Minhas pacientes muitas vezes me contam que acabam tendo mais contato com pessoas que elas mal conheciam ou que nem conheciam. Uma vizinha ou uma amiga de uma amiga liga para expressar solidariedade e fazer perguntas. Em geral, contatos como esses não são bem-vindos. Eles soam invasivos e peculiares; ninguém gosta de sentir que é motivo de pena ou o assunto perfeito para fofocas.

Assim como algumas pessoas sumiram de perto de você na época do seu diagnóstico, você verá que outras desaparecerão agora que seu tratamento terminou. Lembre-se também de que todos nós temos vidas ocupadas; alguns amigos sentirão que agora que eles cumpriram com a obrigação que tinham com você, podem voltar para suas rotinas normais sem precisar arrumar tempo para ligar ou visitar. Também é verdade que algumas pessoas estavam presentes durante seus meses de vulnerabilidade porque a capacidade delas de ajudar você fazia que elas se sentissem bem.

Quando você volta a se sentir mais ou menos você mesma, elas se sentem menos necessárias e passam a dar atenção a outra pessoa.

E às vezes nós mesmas podemos ser o problema; nossos amigos simplesmente não conseguem acertar. Por um lado, podem lhe deixar irritada se eles continuam a ligar diariamente, perguntando com uma voz preocupada, "Como você está?", mas não contam sobre a vida e os problemas deles "porque eles parecem tão mínimos comparados ao que você vem passando". Nós queremos nos sentir normais agora. Por outro lado, se eles agem como se tivéssemos voltado completamente ao normal, quase como se o câncer nunca tivesse acontecido, isso também nos deixa irritadas. Queremos que eles consigam ter um equilíbrio difícil, e isso pode parecer impossível para eles, porque queremos coisas diferentes deles em dias diferentes.

A maioria das pessoas pode se dar ao luxo de não saber tanto sobre câncer quanto você. Elas podem pensar que assim que o tratamento tenha acabado, o câncer foi embora. Eles podem fazer perguntas como, "Que tipo de testes eles usam para ter certeza de que o tratamento funcionou?", ou mesmo "Você está curada?". Eles podem não perceber a única realidade da qual você não pode escapar: o duro fato de que nunca alguém poderá prometer a você que o câncer desapareceu completamente, que você está curada, que você pode viver o restante de sua vida despreocupada. A verdade é que a maioria dos seus amigos simplesmente "não entende". Se esse é o resultado do desejo deles de acreditar que você

Amigos

está bem, ou da inabilidade deles de tolerar incertezas ou tristezas, ou uma falha de compreensão da natureza do câncer, isso é irrelevante. Eles simplesmente não conseguem entender completamente o que você está sentindo agora.

Beth, consultora de negócios de quarenta e poucos anos, teve câncer de mama duas vezes. A primeira foi um tumor pequenininho descoberto durante uma cirurgia para redução de mama. Ela foi tratada na época com uma ampla excisão (lumpectomia) e radioterapia. Seis anos mais tarde, ela foi diagnosticada com um novo câncer primário no outro seio. Embora o tumor em si não fosse muito diferente do primeiro, os padrões de cuidados mudaram no intervalo entre ambos, e dessa vez ela foi tratada com cirurgia, radioterapia e quimioterapia. Compreensivelmente, ela se sente muito vulnerável e insegura sobre seu futuro.

"Houve pessoas que praticamente gritavam comigo se eu expressasse qualquer tristeza, dúvida ou medo", disse Beth. "Quando contei para minha melhor amiga que tinha medo de que meu plano de tratamento não desse certo, ela gritou ao telefone: 'Beth! Você não acredita em Deus?'. Várias pessoas confundiram o fato de eu ser realista a respeito do câncer e do tratamento com ser pessimista ou não ter uma atitude positiva. O que as pessoas que não lidam com câncer não entendem é que nós, as pacientes, não temos o luxo de ignorar ou de 'não ouvir' informações assustadoras e desagradáveis. Nós temos que estar informadas sobre a doença, e temos que passar por um tratamento que pode ser amedrontador e com grande potencial de danificar nossas células sadias. Não temos escolha. Não podemos fugir. Temos de fazer o imenso esforço para lidar com essa doença e com tudo que a acompanha."

"As pessoas que não lidam com câncer querem desesperadamente acreditar que a doença é sempre controlável, que uma vez tratado ele está absolutamente acabado e nunca mais voltará. Os pacientes de câncer sabem que não é bem assim. Mas se tentamos explicar ou esclarecer essas pessoas, normalmente recebemos olhares vazios, ou nos dizem para não nos estressarmos, para não trazermos o câncer de volta."

Quando você está se recuperando de um câncer, pode ser muito difícil manter uma barreira de defesa contra comentários como esses. Seus amigos estão se sentindo mais livres para fazer os tipos de comentários que fariam normalmente; de fato, eles podem também se sentir livres para expressar os pensamentos que tiveram durante os meses do seu tratamento. Pessoas que se dizem amigos podem lhe dizer que você é egoísta, cínica, negativa, irritada ou "sempre para baixo". Até certo ponto, essas acusações podem ser verdadeiras. Você vem,

163

com certeza, lutando contra sentimentos como esses e reconhece que esses sentimentos são um efeito secundário do câncer. Eles diminuirão gradualmente, mas é compreensível que você se preocupe em perder amigos pelo caminho. O melhor conselho é continuar expressando seus sentimentos honestamente, quaisquer que sejam, e continuar a deixar seus amigos cientes do processo normal da recuperação. Mas também cabe a você, por mais difícil que seja, se interessar pelas atividades e problemas deles. Amizades verdadeiras são recíprocas, e em algum momento você vai precisar ser uma parceira ativa e tanto dar quanto receber.

Sendo mulheres, valorizamos muito nossas amizades. Nós dependemos delas e as encorajamos a depender de nós. O câncer pode extenuar essas ligações, então parte do desafio da recuperação é continuar valorizando os relacionamentos que ficaram, reparar alguns que não permaneceram e identificar aqueles dos quais você deve se afastar. Estes últimos podem estar entre as maiores perdas que o câncer causará a você. Uma de minhas pacientes contou ter tido uma grande briga com amigos próximos durante os seis meses após o fim do tratamento, e durante a briga o amigo exclamou: "Você é sempre o centro das atenções!".

O fato é que é você quem está se recuperando. Você não é a pessoa que era antes, e ainda está lutando para ser a mulher que virá a ser, o que requer toda sua energia física e emocional para obter novamente a confiança em seu corpo e seu lugar no mundo. É importante encontrar uma forma de explicar isso a seus amigos enquanto compreende e respeita também as necessidades deles.

Esta é uma grande razão pela qual muitas mulheres acham que participar de um grupo de apoio a pacientes com câncer de mama ajuda tanto. Todas as mulheres do grupo passaram pelo que você passou e estão lutando contra os mesmos problemas, então entenderão exatamente o que você precisa e terão tolerância infinita para dialogar. Uma das principais formas de as pessoas lidarem com um trauma é falando a respeito dele. Nós precisamos contar a história repetidas vezes; conforme ela vai se tornando real, ao falarmos, começamos a lidar melhor com ela. Conforme continuamos a contar, começamos o processo de cura. Os amigos não vão querer ouvi-la tanto quanto você precisa falar. Você precisa encontrar outras pessoas que podem ouvi-la com seus corações. Como declarou uma mulher sobre seu grupo: "Quando tudo foi dito e feito, ficamos umas com as outras".

Amigos

Uma grande fonte de tensão ou até mesmo de conflito com seus amigos provavelmente seja a mudança em sua perspectiva. Quando se está preocupada em morrer, é impossível ser solidária em relação a um serviço de reforma malfeito ou ao preço de uma viagem para a Europa este ano. Em seus melhores dias, você estará ciente disso o suficiente para tentar ouvir e fingir que se importa. Em seus dias não tão bons, você pode estourar de raiva ou de tristeza. Não seria maravilhoso se sua maior preocupação fosse que seu filho fosse aceito na primeira opção de faculdade dele?

Você terá de educar seus amigos sobre o câncer. Você vai precisar dizer a eles que está fazendo o máximo para se sentir segura e forte. Se puder, compartilhe com alguns amigos íntimos o que mais precisa durante este período de recuperação. Explique que você fica muito ansiosa nos dias que antecedem uma consulta médica ou uma mamografia anual. Talvez peça para que eles marquem esses eventos nos calendários deles, também, e que liguem para você com mais frequência nesses períodos. Talvez você queira pedir a um deles para lhe fazer companhia nessas consultas ou para encontrá-la depois para um almoço. Assim como você aprendeu a pedir ajuda e a dizer "sim, obrigada" quando lhe ofereceram durante seu tratamento, precisará fazer isso agora.

Caso alguns dos seus relacionamentos provarem não ser mais apropriados para você, aceite isso também. Todas nós passamos pela experiência de terminar a escola, de mudar de trabalho ou de casa, e, com o tempo, perder contato com esses amigos próximos de antigamente. O câncer de mama é um evento tão significante quanto essas transições, talvez ainda mais, e em seu rastro haverá mudanças em alguns dos seus relacionamentos. Dê permissão a si mesma para seguir em frente. Lembre-se com carinho e gratidão das pessoas que foram suas amigas em um outro momento de sua vida e aceite que elas não são suas amigas agora.

O ser humano é incrivelmente resiliente; tem a habilidade de criar algo positivo de praticamente qualquer experiência. Suas amizades farão parte dessa transformação. Como uma mulher me disse, "Apenas pelas amizades que fiz através do câncer, eu nunca voltaria atrás. Veja tudo o que eu estaria perdendo!". A mudança de perspectiva que o câncer traz nos permite apreciar ainda mais as pessoas que amamos. Este é um ponto em que revemos nossas vidas e reconsideramos nossos valores. Um benefício da experiência do câncer para mim vem sendo a motivação de voltar a ter contato com alguns amigos antigos e com a alegria que encontramos com nosso reencontro.

165

Câncer de Mama – Um guia prático para a vida após o tratamento

É provável que as novas amizades feitas por meio do câncer estejam em uma parte muito especial do seu coração. Ninguém entende melhor o que aconteceu com você do que uma mulher que também tenha passado por isso. Vocês vão rir e chorar juntas em uma comunhão que é apenas possível entre almas gêmeas. Vocês vão compartilhar os medos e as alegrias umas das outras, como se fossem seus, e reconhecer um vínculo, forjado em fogo e dor, que brilha agora com esperança.

Capítulo 14

Questões profissionais

Para muitas de nós, o trabalho é uma parte realmente importante de nossas vidas. Ele preenche nossos dias com rotina e propósito, paga nossas contas e, frequentemente, define quem somos e nossa opinião sobre nós mesmas. O câncer de mama causa um grande impacto em nosso trabalho, e quando você estiver lendo este livro, já terá decidido se vai trabalhar durante o tratamento e já contou a seus colegas sobre seu câncer durante a fase aguda de sua experiência. Mas ainda não acabou. Você terá que negociar como o trabalho se adapta à sua vida atual, quais implicações sua doença teve e terá em seu futuro profissional e como gerenciar melhor esta parte importante dos seus dias.

Como disse uma de minhas pacientes: "Passei por estresse emocional considerável, fadiga e muita dúvida durante os meses após o tratamento ativo. Minha supervisora não conseguia ver minha necessidade de ir às reuniões do meu grupo de apoio depois que o tratamento terminou. Ela esperava que eu me recuperasse logo e que voltasse ao 'normal'. Porém esse período foi mais desafiador do que o período de tratamento. No meu caso, a baixa contagem de glóbulos sanguíneos diminuiu meu nível de energia e produtividade. Percebi que estava trabalhando nos fins de semana para terminar o que não conseguia fazer durante a semana. Para alguém que sempre se esforçou para fazer mais do que o necessário, essa mudança foi devastadora".

Há várias preocupações com assuntos profissionais após o câncer de mama. Muitas mulheres descobrem que as perspectivas com relação a suas vidas profissionais mudam quando passam pela experiência de um câncer de mama. Elas têm decisões a tomar tanto com relação ao retorno ao trabalho quanto ao trabalho em si. Se você esteve afastada do trabalho sob licença médica ou sob outra forma de afastamento, deve evitar voltar cedo demais, para não vir a descobrir que preci-

167

Câncer de Mama – Um guia prático para a vida após o tratamento

sará ter outra dispensa, ou por não estar completamente recuperada ou por não estar preparada para fazer seu trabalho. Quando você pensar em voltar ao trabalho ou voltar a assumir completamente sua agenda, reflita sobre sua saúde física e emocional. Pense sobre as exigências do seu dia a dia comum de trabalho. Você tem mais energia de manhã ou à tarde? Você consegue lidar com essa redução de energia? Você precisa de algum treinamento? Converse com seu supervisor e com o departamento de recursos humanos antes de retornar para ter certeza de que todos tenham os mesmos planos e expectativas para seu retorno.

Se você estiver afastada de seu trabalho por vários meses, pode estar se sentindo um pouco insegura. Você pode trabalhar em uma área em que seis meses ou um ano de afastamento podem realmente fazer diferença. É aconselhável ir a seminários, *workshops* ou ler a literatura profissional mais recente para ajudá-la a atualizar seus conhecimentos e habilidades. Você também pode considerar trabalhar durante meio-período por um ou dois dias antes da sua data oficial de retorno. Isso lhe dará a chance de conversar com seus colegas, de se atualizar sobre as novidades do escritório e de começar a se sentir integrada novamente em seu mundo profissional.

Se você estiver procurando um novo emprego, deve também pensar sobre o que dizer a seus futuros empregadores sobre seu histórico médico. Você não deve mencionar seu diagnóstico de câncer mais do que outros detalhes pessoais sobre sua vida – como, por exemplo, se você é casada, se tem filhos ou onde mora. De modo geral, é bom não passar informações sobre seu câncer durante as entrevistas iniciais. Depois que lhe ofereceram um trabalho, você pode revelar sua situação. Possivelmente precisará se ausentar para ir a consultas médicas, e saber desde o início se haverá dificuldade para isso ou não a ajudará a decidir se deve aceitar o emprego. Apresente-se como gozando de boa saúde, e reforce o fato de que você espera continuar bem e que consegue assumir as responsabilidades do cargo.

Durante o processo de entrevistas, não se concentre principalmente em questões sobre os benefícios do seguro-saúde. Se você ainda não contou a seu entrevistador sobre seu câncer, focar no seguro-saúde pode dar a ele dicas antes da hora. Você tem interesse em saber sobre todos os benefícios dos empregados, perguntar sobre todo o pacote lhe dará outras informações importantes, também. Uma vez que tenha aceitado um cargo, você terá que ser completamente honesta nos questionários de seguro no que se refere ao seu histórico médico. Não tente "dissimular" uma resposta, pois você pode acabar com muito mais problemas em

Questões profissionais

suas mãos. Algumas empresas exigem exame médico antes da contratação, e você certamente não pode esconder suas cicatrizes de um médico.

Você terá que decidir também como atualizar seu currículo e "explicar" o período em que não esteve trabalhando. Se perguntarem em uma entrevista inicial especificamente sobre seu período fora do mercado de trabalho, você pode responder de forma generalizada que precisou de tempo para assuntos familiares ou de negócios.

Retornar ou continuar a trabalhar após o tratamento de uma doença com ameaça de morte é desafiador. É provável que você perceba que alguns relacionamentos de trabalho mudaram, que pode ser difícil trabalhar as mesmas longas horas de antes do seu diagnóstico, ou até mesmo que deseja fazer algo completamente diferente. Antes do câncer, talvez muito de sua vida e da sua opinião sobre si mesma estivessem relacionadas principalmente a seu trabalho. Isso ainda é verdade? Seu trabalho não é sua vida, e o câncer de mama faz que isso fique muito claro.

Muito deste livro foi focado nas mudanças de prioridades e perspectivas que acompanham o câncer de mama. Para a maioria de nós vai ficando cada vez mais claro o que e quem é mais importante em nosso mundo. O trabalho é uma parte crucial da vida. Lembre-se do que Freud disse: "As coisas que mais importam são o amor e o trabalho". Embora trabalhemos por motivos financeiros, muitas de nós escolheríamos trabalhar mesmo que o dinheiro não fosse problema. Assim como você tem agora pouca paciência com pessoas negativas ou com obrigações que não são prazerosas, certamente tem menos paciência ainda com uma vida profissional insatisfatória. Enquanto você decide como vai estruturar sua vida após o câncer, pensar sobre como, onde e por que você trabalha é de grande importância.

Há mulheres que fazem mudanças imensas no plano profissional após o câncer. Conheci algumas que abandonaram longas carreiras para perseguir um sonho, outras que reduziram ou mudaram suas horas de trabalho para ter tempo para um *hobby* ou para voltar a estudar, outras ainda que aumentaram as responsabilidades que tinham em seus trabalhos e se sentiram mais realizadas. Assim como é verdade em todos os aspectos de sua vida atual, o importante é perguntar a si mesma aquilo que vale a pena: Você gosta do trabalho que faz e das pessoas com quem passa seus dias trabalhando? Você se sente admirada e valorizada? Seu trabalho lhe dá flexibilidade e traz crescimento pessoal? Os benefícios financeiros e psicológicos são proporcionais a quanto você tem trabalhado? Todas elas

169

Câncer de Mama – Um guia prático para a vida após o tratamento

podem ser resumidas a uma simples pergunta: sabendo como sabe agora que a vida é frágil e que pode ser curta, é dessa forma que você quer ou precisa passar seu tempo?

Ann descreveu as complicações e a estrutura do seu trabalho assim: "Eu estava no meio de um processo seletivo para mudar de emprego quando fui diagnosticada. Recebi uma oferta de trabalho no período em que estava tomando decisões sobre meu tratamento. Percebi que precisava contar ao gerente que estava me contratando o que estava acontecendo em minha vida e que este não era um bom momento para mudar de trabalho. Fui franca com ele; disse que previa a necessidade de períodos de ausência e que não sabia o que mais iria acontecer. Fiquei surpresa quando ele me disse que tinha sido pastor e falou palavras de conforto e apoio; na verdade, acho que ele se abriu e compartilhou comigo mais sobre si mesmo do que faria normalmente. Ele disse também que me ligaria em alguns meses para ver se eu estava pronta para trabalhar e sugeriu que talvez eu devesse começar trabalhando meio período".

"Ele ligou, como o prometido, e comecei a trabalhar no mesmo dia em que comecei minha radioterapia.

Há, entretanto, um ponto negativo. Embora de forma geral eu me sinta mais competente em meu trabalho do que nunca, estou muito menos ambiciosa e motivada agora. Minha autoconfiança, especialmente com relação à minha aparência, diminuiu muito. Isso faz que eu seja mais cautelosa e arrisque menos. Tenho certeza de que meus colegas me veem como muito mais velha e menos intensa do que veriam se eu não tivesse tido câncer. É embaraçoso quando eles abrem portas para mim e não me chamam pelo meu primeiro nome."

Os problemas relacionados à autoconfiança e à autoestima são comuns e, quase sempre, difíceis de se resolver, especialmente se você se sente com menos capacidade mental e mais fraca fisicamente. "Tenho chorado muito ultimamente por causa da minha dificuldade de lembrar 'coisas' que estão em algum lugar do meu cérebro", disse Linda. "É frustrante, assustador, e demanda tempo ter que fazer coisas repetidamente porque me esqueço de passos óbvios. O pior foi durante uma conferência com dez pessoas, médicos em sua maioria. Referi-me a um dos médicos como 'ela', me esquecendo de que ela era 'ele'; acho que remediei razoavelmente bem porque duas pessoas começaram a falar ao mesmo tempo, mas foi por pura sorte." Experiências como essa podem ser muito desconcertantes.

Outra razão comum de irritação é perceber que você é o "ímã do câncer" do escritório, a pessoa a quem seus colegas de trabalho procuram sempre que um

Questões profissionais

amigo ou parente é diagnosticado ou quando ouvem algo interessante no jornal sobre tratamento contra o câncer. Caso esses incidentes sejam desagradáveis, é você quem deve encontrar formas de criar a distância apropriada para seus colegas.

Todas essas mudanças nos relacionamentos de trabalho, sejam imaginárias, sejam reais, podem ser desafiadoras. Assim como é verdadeiro em relação à família e aos amigos, seus colegas e seu supervisor querem muito acreditar que seu problema acabou. A paciência deles para que você tenha mais tempo para consultas médicas pode ser limitada. Se você continuou trabalhando durante todo o tratamento, seus colegas podem sentir agora que você já recebeu sua cota de períodos mais curtos e menos trabalho, e podem pressionar muito para que você retorne ao período integral. Cathy comentou: "Tenho quase chorado ou escondido as lágrimas por quase duas semanas. Terminei agora minha primeira semana trabalhando em período integral e estou exausta. Estou cansada de dizer a todos 'eu estou bem' e ouvir deles o quão 'bem' pareço estar, quando não me sinto nada bem. Estou incrivelmente fraca, fora de forma e gorda. Quem quer ouvir isso? Meu cabelo está grisalho, não consigo me exercitar sem me machucar e estou preocupada com as contas do cartão de crédito que foram muito altas nos últimos meses. Enquanto isso, meus colegas querem apenas que eu trabalhe mais".

Uma segunda preocupação relacionada ao trabalho tem a ver com assuntos referentes à empregabilidade e aos benefícios, especialmente ao seguro, que pode ser afetado pelo seu histórico médico. A maioria de nós obtém a cobertura médica por meio de nossos empregadores, e você pode sentir agora que bons benefícios médicos valem mais do que dias extras de férias ou até mesmo do que um salário um pouco mais alto. É crucial não permitir que haja lapso em seu seguro-saúde por motivo nenhum! Mesmo sendo possível obter um novo seguro-saúde com uma apólice individual, caso tenha ficado sem seguro durante um período, qualquer apólice nova pode ser limitada por cláusulas de restrição sobre condições preexistentes ou por outras restrições que podem limitar suas opções de assistência médica.

Essa situação é menos preocupante nos seguros médicos oferecidos por empregadores, porque a Lei de Portabilidade e Responsabilidade do Seguro Saúde (Hipaa) de 1996, nos Estados Unidos, limitou o uso de restrições por condições preexistentes nessas apólices. Sob as condições da Hipaa, nenhum empregador, atualmente com dois ou mais empregados, pode negar cobertura a um empregado por causa de seu estado de saúde ou de condições preexistentes. Embora existam restrições sob a Hipaa (como se você estava sem seguro

Câncer de Mama – Um guia prático para a vida após o tratamento

antes da contratação, uma apólice empresarial ainda pode impor um período de carência de doze meses antes que condições preexistentes sejam cobertas), ela é uma ajuda enorme para as pessoas que têm histórico de câncer ou de outras doenças sérias.

Entretanto, a Hipaa não se aplica a apólices individuais. Por isso, se você estiver sem seguro, a melhor forma de obtê-lo é, claro, conseguir um emprego que ofereça a cobertura de um seguro médico. Obviamente isso também se aplica à cobertura dos benefícios de um cônjuge ou, em alguns estados, de um parceiro do mesmo sexo. Caso isso não seja possível, você tem outras opções. Ligue para o departamento de seguros do seu estado e pergunte se há períodos anuais de matrículas abertas quando as companhias de seguro têm que aceitar novos clientes. Pergunte, também, se seu estado tem uma reserva de seguro de alto risco para pessoas que, caso contrário, não seriam seguráveis. Ligue também para as maiores companhias de seguro em operação no seu estado e pergunte se eles estão aceitando novos segurados. Se você é autônoma ou trabalha em uma pequena empresa, também pode conseguir seguro médico por meio de sua organização profissional, do Better Business Bureau, ou da câmara de comércio local. Na pior das hipóteses você terá que ser persistente e criativa, mas é provável que encontre uma forma de comprar um seguro médico.

Além das preocupações com cobertura médica, você verá agora que é muito difícil e muitas vezes impossível obter um seguro de vida individual ou por incapacidade. Esse não é o caso quando essas apólices de benefício são um padrão em empresas de médio a grande porte. Se seu empregador oferece uma oportunidade anual para aumentar o limite do seu seguro de vida sem precisar de um exame médico, use essa oportunidade. Se você tem seguro por meio do seu empregador, mas mudou de emprego e seu novo empregador não oferece esse benefício, insista muito para manter sua apólice atual e faça a conversão de cobertura empresarial para individual. Caso você deixe um cargo por qualquer outra razão que não seja incapacidade, é muitas vezes possível convertê-la sem ter que provar sua saúde ou sua condição de não segurada.

Faça um questionamento cuidadoso no departamento de recursos humanos de sua empresa e na companhia de seguro, verificando e checando as respostas. Depois siga as instruções à risca, afinal, você não quer dar à empresa de seguro nenhuma desculpa para terminar a apólice. Um advogado que trabalha com muitos pacientes de câncer sugere que qualquer pessoa que deseja ter um novo seguro de vida deve estar preparada para fazer múltiplos telefonemas e deve ter muito cuidado para não revelar mais informações pessoais do que for pedido. Também esteja ciente de que, mesmo que encontre uma forma de obter um seguro de vida, é quase certeza de que você deve sobreviver por um período de dois anos para que os benefícios sejam pagos.

Seguros por incapacidade podem ser ainda mais importantes do que um seguro de vida. Se você não tem filhos ou outros membros da família a quem gostaria de deixar uma herança, é importante ter uma fonte de renda caso fique doente, incapaz ou impossibilitada de trabalhar.

Seguro por incapacidade é um benefício comum a trabalhadores, mas é muito improvável conseguir um seguro estando sozinha depois do seu diagnóstico de câncer. O que parece muito injusto é o fato de ser difícil, se não impossível, obter uma apólice por incapacidade que exclua a desabilidade relacionada ao câncer, mas que cubra pelo menos outras situações.

Dois grandes programas governamentais por invalidez são úteis para pessoas que não possuem seguro por invalidez privado ou oferecido pelo empregador. O Seguro Social por Invalidez (SSI) e o Seguro de Renda Complementar (SSC) são ambos gerenciados pela Administração do Seguro Social. Você será elegível ao SSI se (por definição) for considerada incapaz por um período contínuo de um ano ou mais e se trabalhou e pagou o sistema de Seguridade Social por um certo número de trimestres; o número requerido de trimestres depende de sua idade na época que você se filiou a ele por invalidez. O SSI é um programa social e somente está disponível para pessoas que têm recursos financeiros limitados. Para determinar sua elegibilidade a esse programa, bem como a quantidade que irá receber, contate o escritório do Seguro Social local.

Você pode achar que está sofrendo preconceito no local de trabalho e que suas escolhas parecem limitadas. Embora mulheres frequentemente percebam que seu local de trabalho e seus colegas são uma grande fonte de apoio tanto antes quanto depois do câncer, há exceções, e muitas mulheres se preocupam com a segurança de seus empregos e com seu futuro profissional. Lembro de uma história que ouvi de uma mulher que trabalhou em uma grande empresa de consultoria. Durante todo o tratamento, ela continuou trabalhando por longas horas, viajando e tentando, de todas as maneiras, manter seu nível prévio de produtividade. Quando se encontrou com o chefe para sua avaliação anual, ele a parabenizou pelo bom trabalho e disse que ela teve bons resultados apesar dos rigores do tratamento. Mas depois ele continuou dizendo que neste ano ela não receberia aumento ou bônus porque "eu sei que você não pode pedir demissão".

Câncer de Mama – Um guia prático para a vida após o tratamento

Ela ficou furiosa, e depois com mais raiva ainda quando percebeu que, pelo menos naquele momento, ele estava certo. Ela não tinha energia para se dedicar à procura de um novo emprego, e estava insegura sobre como os empregadores em potencial reagiriam ao seu histórico recente de câncer.

Talvez a parte mais importante da legislação para as pessoas que tiveram câncer ou outras doenças seja a Lei dos Americanos Inválidos de 1990 (ADA). Essa lei garante o direito de trabalhar apesar do câncer e da possibilidade de necessitar de acordos especiais, como horas flexíveis de trabalho. Ela a protege da discriminação quanto a contratação, promoções e salário; dá a você o direito de acordos especiais, como mudanças na agenda de trabalho para permitir que você vá a consultas médicas; e inclui padrões relacionados a confidencialidade e discrição.

Em janeiro de 2002, no entanto, a Suprema Corte determinou que a ADA não precisaria ser aplicada tão amplamente como fora presumido. Para ser considerado inválido e para se qualificar para a proteção sob o ato, um indivíduo deve ser limitado naquilo que é denominado atividades da vida diária (AVD), e não simplesmente em determinadas funções relacionadas ao trabalho. Essa regra especificamente definiu a invalidez sob o ato como limitações em AVD – ser incapaz de executar essas necessidades diárias, como se vestir, tomar banho ou preparar alimentos. O exemplo mais comum é o da síndrome do túnel do carpo. Uma pessoa com essa enfermidade não pode fazer movimentos repetitivos em uma linha de montagem, mas é capaz de executar tarefas diárias, então ele ou ela não pode pedir a proteção do ato. Caso você tenha perguntas sobre o ADA ou sobre uma situação em particular, pode ligar e pedir orientações na Equal Employment Opportunity Commission (800-669-4000) (Comissão da Oportunidade Igual de Empregos).

Infelizmente, todas nós sabemos que a discriminação acontece, e às vezes pode ser muito difícil prová-la. Qualquer empregador pode normalmente citar outra razão que não seja o câncer para explicar por que não concedeu uma promoção ou decidiu não oferecer um emprego. Se você tem certeza de que sofreu discriminação – que decisões como estas foram baseadas em seu histórico de saúde –, talvez queira consultar um advogado. Ele pode dizer a você que pouco ou nada pode ser feito para mudar essa questão, mas ele pode ter uma sugestão estratégica sobre como falar com seu empregador de forma que possa melhorar sua situação.

A segunda parte importante da legislação de que se deve estar ciente é a Lei de Licença Familiar e Médica (FMLA). Embora sua primeira intenção tenha sido

174

Questões profissionais

proteger o direito dos indivíduos de pedir uma licença do trabalho para cuidar de um membro da família, ele também protege seu direito de pedir uma licença porque sua saúde o exige. Pode ser interpretado como um período de semanas de afastamento do trabalho, como horas intermitentes, como meios-períodos para poder ir a consultas médicas ou para conseguir lidar com a fadiga. Você é contemplada com essa licença se trabalha para o governo federal, estadual ou local ou para qualquer empregador há pelo menos doze meses. Caso se interesse em utilizar seus direitos sob esse ato, deve falar com seu departamento de recursos humanos. Novamente, é possível que precise consultar um advogado, mas é provável que nem seja necessário.

Em resumo, assim como em outras áreas da sua vida, talvez você perceba que precisa prestar mais atenção a aspectos da sua vida no trabalho que realmente não a preocupavam antes do câncer. Você pensará cuidadosamente sobre seu próprio trabalho e o que ele significa para você, sobre como passa seu tempo dentro e fora dele e até mesmo se não é o momento de fazer uma mudança em seus compromissos profissionais.

Capítulo 15

Gene do câncer de mama e teste genético

O teste genético para se saber o risco de câncer de mama é um tópico muito polêmico. Primeiro, as informações básicas: como sabemos, nossos corpos são compostos por bilhões e bilhões de células, cada uma com um *design* e propósito específico. Em cada célula há genes compostos por DNA que contém os dados operacionais para o funcionamento normal e saudável dessa célula em particular. Os genes são as unidades fundamentais da hereditariedade de todos os seres vivos, e quando há uma alteração, ou mutação do gene, o comportamento dessa célula é afetado. Essas mutações, que podem causar uma mudança positiva ou negativa no gene, às vezes ocorrem quando o DNA se duplica durante o processo de reprodução. Isso resulta em uma mudança no código genético que é então transmitida a todas as gerações futuras.

Cientistas identificaram pela primeira vez em 1994 o gene BRCA1, que está presente em todas as pessoas e que, quando funciona normalmente, acredita-se ser útil para suprimir o crescimento anormal das células da mama – resultando na inibição da formação do câncer de mama. Entretanto, foi descoberto que mutações no gene BRCA1 podem estimular esse crescimento e são associadas ao câncer de mama genético ou hereditário, assim como ao câncer nos ovários. Esses tipos de câncer frequentemente se desenvolvem em idade precoce e nas duas mamas (bilateralmente).

Você provavelmente já ouviu algo sobre o "câncer de mama judeu", tecnicamente chamado de 185delAG. Ele tem esse nome pelo fato de as mutações no BRCA1 e em um segundo gene, o BRCA2, serem mais comuns entre os judeus

Câncer de Mama – Um guia prático para a vida após o tratamento

asquenazes (europeus orientais) que têm histórico familiar de câncer de mama. (Essas mutações também foram encontradas em franco-canadenses e em algumas outras populações, mas foram menos estudadas até o momento.) É provável que haja outros genes que também desempenham um papel no desenvolvimento do câncer de mama, mas ainda não foram identificados.

Tudo isso significa, obviamente, que há hoje à sua disposição testes genéticos que podem identificar a presença de mutações no BRCA1 e no BRCA2, e o impacto emocional de contemplar ou de fazer esses testes foi compartilhado muito claramente por algumas mulheres com quem trabalho. Levar essa opção em consideração, tomar a decisão, fazer o teste e depois esperar por cinco ou seis semanas pelos resultados pode ser uma tortura psicológica, até mesmo para mulheres que já tiveram câncer de mama e que estavam cientes de que vinham de famílias com forte histórico da doença.

Câncer de mama genético é muito comum? Estima-se que a hereditariedade seja o fator responsável por entre 5 e 10% de todas as mulheres com câncer de mama. Isso significa, é claro, que de 90 a 95% das mulheres com a doença não têm predisposição genética. É também importante lembrar que ter a forma alterada desses genes – isto é, ter resultado positivo para uma ou para ambas – não significa a certeza de que uma mulher desenvolverá câncer de mama. Aos setenta anos de idade, no entanto, a incidência é de 55 a 85% entre as mulheres, variando de acordo com a intensidade da doença no histórico familiar.

Por outro lado, não ter um gene anormal não significa que uma mulher possa ter a certeza de que não desenvolverá câncer de mama. Ela ainda terá o mesmo risco que têm todas as mulheres deste país: aproximadamente uma em cada sete por toda a vida. As mulheres que vêm de famílias com forte histórico de câncer de mama e que recebem um resultado negativo em um teste para os genes muitas vezes se sentem céticas sobre esses resultados. Susan Love, médica, identifica um terceiro grupo, que se encaixa entre o grupo das que têm um forte histórico de hereditariedade para o câncer de mama e o das que não têm nenhum histórico prévio. Ela denomina esse grupo poligênico – mulheres que têm um histórico familiar de câncer de mama que não é passado diretamente de geração em geração via um gene dominante. Essas mulheres poligênicas podem eventualmente se beneficiar da descoberta de outras mutações genéticas que as predispõem ao desenvolvimento do câncer de mama. Até lá, elas estão dentro do grupo de maior risco de desenvolver câncer de mama do que a população em geral, embora tenham risco menor do que as mulheres com mutações nos genes BRCA1 ou BRCA2.

Gene do câncer de mama e teste genético

Por razões óbvias, há grande ansiedade sobre a predisposição genética para o câncer de mama, e quando há histórico familiar da doença, as mulheres se preocupam não apenas com si mesmas, mas também com suas filhas e com outras mulheres da família. Há uma preocupação especial na comunidade dos judeus asquenazes, em que a incidência do gene BRCA1 ou BRCA2 alterado ou com mutação é de 2,5% (20 a cada 800 pessoas). Isso é significantemente mais alto do que a incidência na população geral, em que a taxa é de aproximadamente de 0,1% ou uma a cada 800 pessoas.

Como os homens também têm os genes BRCA1 e BRCA2, eles podem carregar essas mutações. Como a incidência do câncer de mama em homens é muito baixa, a preocupação mais importante aqui é a possibilidade de passar o gene para seus filhos. A criança de um pai ou uma mãe que tem um gene positivo tem risco de 50% de herdar a mutação. Há também alguma evidência de que as mutações nos genes BRCA1 e BRCA2 aumentam o risco de um homem desenvolver câncer na próstata, e as mutações no gene BRCA2 são associadas a um maior risco de câncer de mama masculino e de câncer no pâncreas. Os riscos para os homens devem ser entendidos porque se a mulher tem o gene, os filhos dela podem ser afetados. Se tanto ela quanto o marido ou companheiro tiverem o gene, seus filhos estão sob um risco muito alto.

O dilema de fazer ou não o teste é um bom exemplo das dificuldades que surgem quando os avanços na tecnologia e no conhecimento científico não são cruzados com políticas cuidadosas e adequadas às muitas questões morais, legais, sociais e de saúde envolvidas. Quem se beneficia com os testes genéticos? Quais são as implicações de um resultado, seja ele positivo ou negativo? Como esses resultados serão utilizados, e essas soluções serão realmente as melhores para o indivíduo?

O teste genético para os genes do câncer de mama envolve apenas um simples exame de sangue. Uma vez retirado o sangue, ele é enviado a um laboratório específico para exame e avaliação, e os resultados ficam disponíveis normalmente em cinco ou seis semanas. (Caso haja uma situação incomum de grande urgência, os resultados podem ser obtidos mais rapidamente.) O exame está disponível em laboratórios comerciais e em centros médicos. Os centros médicos oferecem aconselhamento antes e após o exame, bem como informações consideráveis sobre o procedimento e suas implicações, mas muitos laboratórios que apenas visam ao lucro não oferecem nem aconselhamento nem informação. É possível, e talvez provável, que esses testes comerciais se tornem amplamente

Câncer de Mama – Um guia prático para a vida após o tratamento

conhecidos e que até mesmo sejam encorajados como parte padrão do tratamento de saúde da mulher.

Defendo a opinião, assim como muitos grupos ativistas, de que testes como esses, quando visam apenas ao lucro, devem ser desencorajados e que qualquer mulher que esteja pensando em fazer o teste deve apenas fazê-lo dentro do contexto de um programa designado por um centro médico. Embora o teste em si seja minimamente invasivo, a complexidade e as implicações dos resultados são significantes e, muitas vezes, perturbadoras. Ninguém deveria ter que suportar ouvir os resultados desse teste sozinha. Além disso, a única pessoa que deveria interpretar os resultados ou explicar suas implicações é alguém que tenha sido treinada especificamente na área de avaliação do risco de câncer genético.

Como você pode começar a pensar sobre essa decisão? As mulheres que devem falar com seus médicos sobre fazer o teste são as que tiveram câncer de mama durante o período de pré-menopausa e que têm pelo menos uma pessoa da família, em primeiro ou segundo grau (mãe, filha, irmã, avó, tia, prima), que também teve câncer de mama ou nos ovários no período de pré-menopausa ou mulheres que têm várias parentes que tiveram câncer de mama ou nos ovários. Caso você tenha tido câncer de mama no período de pré-menopausa, sua irmã, mãe ou filha adulta também podem levar em consideração ter essa conversa. Mulheres descendentes de judeus asquenazes, que tiveram histórico pessoal ou familiar de câncer de mama ou de ovário, também são candidatas ao teste. E algumas mulheres que não se encaixam em nenhuma dessas categorias ainda optam por fazer o teste como uma forma de diminuir sua preocupação.

Caso seu médico oncologista ou cirurgião não esteja extremamente familiarizado com o teste genético para o câncer de mama, seria aconselhável uma consulta com um especialista em câncer de mama de alto risco. Os médicos com interesse particular em risco genético e avaliação do câncer de mama podem ser encontrados nos grandes centros médicos e estão disponíveis para uma única consulta. Você pode ligar para a divisão de oncologia ou para o centro de câncer de mama desses centros médicos e perguntar se há um especialista em alto risco no quadro de profissionais.

Decidir fazer o teste pode ser uma forma de ter mais controle em uma situação que parece ser fora de controle. As mulheres que optam por fazer o teste genético são normalmente as que têm forte histórico familiar ou ansiedade particularmente intensa sobre sua saúde futura. Caso o teste seja negativo, essa passa a

180

Gene do câncer de mama e teste genético

ser uma preocupação que você pode descartar. Caso o teste retorne positivo, você terá uma informação concreta.

Como você já teve câncer de mama, as implicações de um teste genético positivo são significantes. Ser portadora de um gene BRCA1 ou BRCA2 não afeta o prognóstico do câncer de mama que você tem, mas um gene positivo aumenta substancialmente a probabilidade de um segundo câncer de mama independente. Para uma mulher que possui um gene positivo e que já teve um câncer de mama, o risco de desenvolver um segundo câncer de mama pode chegar a 65%. Fazer mastectomia bilateral diminuiria o risco em 90 a 95%.

Em novembro de 2001, um estudo da Clínica Mayo foi publicado no *Journal of the National Cancer Institute* (Jornal do Instituto Nacional do Câncer), demonstrando que as mastectomias bilaterais profiláticas reduzem o risco de um futuro câncer de mama de 89,5% a 100% em mulheres portadoras de mutações dos genes BRCA1 e BRCA2. Esse estudo acompanhou durante uma média de 13,4 anos um grupo de 26 mulheres de alto risco, em que todas fizeram a cirurgia. Até o momento, nenhuma delas desenvolveu câncer de mama. Foi calculado que, sem a cirurgia, entre seis e nove teriam desenvolvido a doença. Embora esse estudo tenha um espaço amostral pequeno, os resultados são considerados significantes e importantes. Com o passar do tempo e conforme mais mulheres são acompanhadas, parece provável que fique ainda mais claro que as mastectomias profiláticas sejam uma poderosa estratégia na prevenção do câncer em mulheres de alto risco.

Um resultado de gene positivo também levaria você a considerar uma ooforectomia, ou a remoção dos seus ovários, porque o risco de desenvolver câncer nessa região é de 20 a 50%. Se você teve câncer de mama receptor positivo de estrogênio (ER+), a remoção dos seus ovários também reduzirá o risco de uma possível recorrência do câncer. Estima-se que a remoção dos ovários pode reduzir em até 70% o risco de desenvolver um segundo câncer. Mesmo assim, você deve estar ciente de que fazer todas essas cirurgias não diminuirá seu risco a zero. É impossível para um cirurgião remover completamente o tecido da mama nas mastectomias, e, apesar da ooforectomia, doenças similares ao câncer ovariano ainda podem se desenvolver nas células que cobrem a parede interna do abdômen. Os riscos reduzem muito, como visto acima, mas ainda é possível que se desenvolva câncer de mama ou nos ovários.

Está aí a grande importância de fazer um teste em um centro médico onde haja aconselhamento anterior e posterior ao teste. Caso seu resultado seja

Câncer de Mama – Um guia prático para a vida após o tratamento

positivo, é aconselhável fazer várias consultas para discutir todas as suas opções e preocupações com um terapeuta. Não é uma questão simples ter as duas mamas e os ovários removidos. Além das dificuldades físicas das cirurgias, você terá que lidar com um significante trauma psicológico. Apenas após pensar muito cuidadosamente a respeito disso, você poderá tomar uma decisão desse porte. Uma importante consideração é com quanta ansiedade você consegue conviver. Talvez você já tenha levado essa questão em consideração no momento das decisões do tratamento do seu câncer de mama, e pode ter optado por um tratamento mais – ou menos – agressivo, tendo como base o estilo de sua personalidade e sua capacidade de viver com a falta de certeza e ansiedade. Suas opções agora são ainda mais difíceis.

Para as mulheres que optam por não fazer mastectomias bilaterais, outros testes em série podem ser recomendados como uma tentativa de identificar o câncer em um estágio inicial. Mamografias anuais continuarão a ser importantes, mas outras ferramentas para detecção também podem ser consideradas. As ressonâncias magnéticas podem ser mais sensíveis do que as mamografias, e estudos vêm sendo feitos para avaliar tomografias na detecção precoce. A verdade é que nenhum desses testes é 100% preciso e, no máximo, detectam um câncer já existente. Mesmo assim, embora eles não consigam evitar que um câncer se desenvolva, podem encontrá-lo em um estágio bem inicial.

Como esses genes também aumentam o risco de câncer nos ovários, é provável que seu médico recomende ultrassons pélvicos anuais e exames de sangue para verificar a existência de uma proteína chamada CA-125, um marcador do câncer ovariano. Há resultados promissores em estudos clínicos que identificam outros marcadores no sangue do câncer ovariano em estágio inicial; esses testes devem estar disponíveis em alguns anos. Pergunte se esses ou outros testes seriam adequados, se estão disponíveis para você e se seu médico acredita que podem ser úteis.

Lembre-se de que você não tem que tomar uma decisão assim que receber a notícia de um teste de gene positivo. Não é uma emergência médica. Nada mudou realmente, exceto que você agora sabe algo que era previamente desconhecido. Algumas mulheres sentem um conforto bizarro em haver uma razão para seu diagnóstico de câncer de mama. Elas dizem coisas como: "Bom, agora que sei que tenho o gene, sei porque aconteceu". É possível também tomar decisões em etapas. Conheço muitas mulheres, por exemplo, que fizeram rapidamente uma ooforectomia, mas não fizeram mastectomias bilaterais.

182

Gene do câncer de mama e teste genético

Linda, de quarenta anos, mãe de dois filhos, sabia que tinha um forte histórico familiar de câncer de mama e ovariano, e que era provável que seu teste genético fosse positivo. Mesmo assim, quando os resultados chegaram e ela viu que era realmente positiva tanto para o gene BRCA1 quanto para o BRCA2, ficou transtornada. A raiva que sentiu na época do diagnóstico inicial retornou de repente e levou tempo para que ela conseguisse se acalmar e pensar sobre suas opções.

Linda descobriu que seus sentimentos a respeito de suas escolhas mudaram com o passar do tempo. Como ela não estava planejando ter mais filhos, foi uma decisão relativamente simples remover os ovários. Entretanto, a possibilidade de fazer mastectomia bilateral era pavorosa. Quando a cunhada dela, que também teve câncer de mama, teve resultado positivo, Linda sentiu que as implicações para seus próprios filhos eram insuportáveis. A realidade de que havia fatores genéticos dos dois lados da hereditariedade das crianças era apavorante. As filhas dela tinham idade suficiente para entender algumas das implicações para elas, mas eram jovens demais para tomar decisões baseadas no risco que tinham de ter câncer, e o peso de saber dos fatos em seus ombros jovens era insuportável.

Até aqui, Linda optou por estar informada sobre todos os novos estudos e dados, fazer acompanhamento cuidadoso e frequente (mamografias, ultrassons, ressonância magnética das mamas e exames físicos) e viver com a ansiedade de ter um possível segundo câncer de mama. Neste momento, ela acredita ser emocionalmente mais fácil perder os dois seios no contexto de um segundo diagnóstico de câncer do que fazê-lo antes por escolha própria. Ela acha que, como já sobreviveu a um diagnóstico e tratamento de câncer de mama, poderia fazê-lo novamente, caso necessário. O mais importante, ela vem tomando decisões continuamente. Continua avaliando suas escolhas, sabendo que é livre para mudar de ideia a qualquer momento, e foca em tentar viver o mais completa e deliberadamente possível, embora isso frequentemente seja difícil.

Muitas mulheres que tiveram câncer de mama se preocupam com a possibilidade da mutação de um gene em termos do impacto que isso causaria às pessoas amadas. Como a história de Linda mostrou, um dos aspectos mais terríveis do câncer de mama é a preocupação de que você aumentou as chances de suas filhas desenvolverem a doença ou de ter passado uma mutação do gene para seu filho, que pode, por sua vez, passar para os filhos dele.

Câncer de Mama – Um guia prático para a vida após o tratamento

Como os "remédios" para um teste de gene positivo não são remédios realmente (até mesmo as cirurgias drásticas não eliminam o risco de câncer), e como um teste positivo não prevê definitivamente que nenhuma mulher venha a desenvolver câncer, há controvérsia sobre se o teste genético é recomendável para suas filhas. Uma atitude intermediária seria você fazer o teste. Caso você não tenha o gene, pode parar de se preocupar com elas a esse respeito. Na verdade, nenhum centro médico fará testes para as mutações dos genes do câncer de mama em crianças ou em adultos muito jovens.

Se suas filhas são jovens agora, é provável que, ao atingirem a idade adulta, saberão mais sobre a redução de risco ou até mesmo sobre a prevenção do câncer de mama. Existe a possibilidade real de estratégias que ainda não podemos prever – provavelmente até terapia genética que substitua um gene BRCA1 ou BRCA2 defeituoso por um normal. Há pesquisas sendo feitas nessa área e razão para ser cuidadosamente otimista sobre os progressos científicos.

O tamoxifeno vem sendo cada vez mais prescrito para mulheres com alto risco que não tiveram câncer de mama. Normalmente são mulheres que tiveram testes positivos para mutações do gene BRCA1 ou BRCA2 e que desejam agir de acordo com as recomendações mais agressivas e fazer mastectomia profilática bilateral. Sabemos agora que o tamoxifeno ajuda mais mulheres que carregam o gene BRCA2, e não o BRCA1. Um estudo apresentado no encontro do ano 2000 da American Society of Clinical Oncology (Asco) examinou 13 mil mulheres com câncer de mama de alto risco às quais foi ministrado tamoxifeno ou um placebo. Esse estudo, conhecido como *Breast Cancer Prevention Trial* (Teste para a Prevenção do Câncer de Mama), descobriu que o tamoxifeno reduziu a incidência do câncer de mama em algumas mulheres. Há outros estudos nacionais sendo feitos com mulheres do grupo de alto risco que não tiveram câncer de mama para melhor avaliar a efetividade do tamoxifeno ou de um dos inibidores de aromatase. Suas irmãs, mãe ou filhas podem se interessar em discutir esses estudos com seus médicos. Obviamente, esta é uma decisão muito pessoal e difícil. Tomar uma droga poderosa para tratar o câncer de mama é bem diferente de optar por tomá-la na esperança de prevenir um futuro câncer de mama. Sempre há riscos, bem como benefícios a serem pesados.

Em resumo, o que significa um teste positivo para o BRCA1 ou BRCA2? Tendo em mente que você já teve câncer de mama, seu médico a informará sobre as implicações para você e para sua saúde futura. Para as mulheres que não tiveram câncer nem de mama nem nos ovários, um resultado positivo significa

184

Gene do câncer de mama e teste genético

apenas que elas herdaram o gene com mutação e que estão sob maior risco de desenvolver as duas doenças. Mas nessas duas situações é importante lembrar que homens e mulheres que têm o gene, tendo desenvolvido câncer ou não, podem passar a mutação para seus filhos.

O que significa um teste negativo para o BRCA1 ou BRCA2? Embora seja mais reconfortante receber um resultado negativo do que um positivo, de certa maneira uma resposta negativa não é necessariamente útil. Em primeiro lugar, significa apenas que você não possui uma mutação genética identificada que aumenta o risco. Cientistas assumem amplamente que há muitos outros genes associados ao desenvolvimento do câncer; nós apenas não sabemos como encontrá-los e identificá-los. (Também é possível, embora não seja provável, que o teste não tenha captado a mutação e que a resposta negativa seja na verdade "um falso negativo".) E mais importante ainda: um teste genético negativo não significa que o indivíduo nunca desenvolverá câncer de mama. Lembre-se de que de 90 a 95% de todos tipos de câncer não estão relacionados nem ao BRCA1 nem ao BRCA2.

A *National Breast Cancer Coalition* (NBCC, Coalizão Nacional do Câncer de Mama) desenvolveu materiais úteis que tratam de muitos aspectos relacionados a testes genéticos; esses trabalhos estão no *site* da NBCC.

Há também informações disponíveis no National Cancer Institute (NCI) e na American Cancer Society (ACS). Também há uma organização excelente chamada Facing Our Risk of Cancer Empowered (FORCE, Encarando Nosso Risco de Ter Câncer Fortalecidas). O *web site* da organização contém um grande volume de informações. Na seção "Epílogo e recursos", no fim deste livro, há informação sobre como chegar a essas organizações. A conclusão final é que fazer um teste genético para mutação de genes não é uma decisão direta e fácil. Se você estiver pensando em fazê-lo:

• Fale com um especialista em avaliação e detecção de câncer de alto risco.

• Faça o teste apenas em um centro médico que ofereça aconselhamento antes e após o teste.

• Em um centro médico, podem oferecer a você a oportunidade de participar de estudos de pesquisa que buscam saber a validade de certos tipos de acompanhamento ou do tratamento com o tamoxifeno para mulheres de alto risco. Você pode ouvir a respeito de estudos clínicos abertos para as mulheres de

Câncer de Mama – Um guia prático para a vida após o tratamento

sua família, caso seu teste seja positivo. Pense cuidadosamente sobre qualquer um em que deseje participar, tendo em mente tanto o valor dele para você e o valor dele como base de conhecimento para outras mulheres.

• Reconheça o quão estressante o teste será e tente se preparar para o processo.

• Pense sobre o que fará, caso os resultados do teste sejam positivos. É claro que isso será preliminar; você não pode saber com certeza quais serão suas decisões até, e a menos que, tenha que encarar as duras questões, mas gera segurança ter informações e pensar sobre as opções de tratamento. Caso considere optar pela mastectomia (ou mastectomias caso você ainda não tenha feito uma), este é um bom momento para conhecer as opções de reconstrução. Caso seu teste seja realmente positivo, será um período psicologicamente mais estressante depois.

• Não tome essa decisão logo após o diagnóstico e tratamento do seu câncer de mama. Deixe passar algum tempo antes de ir em frente.

• Tenha em mente que há exceções às regras anteriores. Caso uma mulher com um histórico familiar suspeito tenha decidido fazer mastectomia, com ou sem reconstrução, como tratamento para um câncer de mama conhecido, ela pode desejar saber o resultado do teste genético no período de sua cirurgia. Sabendo sobre um teste genético positivo, ela pode optar por mastectomia bilateral (com ou sem reconstrução) nesse momento. Isso significa uma cirurgia, uma anestesia e uma recuperação. Algumas mulheres mostraram-se contrariadas, com razão, por essa opção não ter sido mencionada na época da cirurgia e do tratamento para um câncer conhecido.

Uma de minhas pacientes que foi testada positivamente para o gene BRCA1 lutou por mais de um ano para tomar a decisão de fazer mastectomia bilateral. Como escrever é uma das formas que ela usa para lidar com coisas difíceis da vida, e as palavras escritas por ela frequentemente fazem que entenda e processe seus sentimentos, ela escreveu esse poema. Ela o trouxe a uma de nossas sessões e me pediu para devolvê-lo depois, após tomar a decisão. Ela sabia que precisaria ser lembrada de tudo pelo que passou e como finalmente tinha decidido agir. Como essas palavras fizeram parte de seu processo e de sua dor, e como cada decisão é extremamente pessoal, não contarei a você o que ela decidiu fazer. Direi que o tempo e a energia que ela gastou foram inestimáveis e que ela está contente com a decisão que tomou.

SEM TÍTULO

Por Laurie Beth Gass

Seja qual for minha decisão, fiz o melhor que pude.
Não fui uma covarde.
Encontrei uma forma de manter o que sabia dentro de mim
sem meu cérebro ou coração explodir.
Eu não estava só, mas mesmo assim senti muita solidão.
Saber disso foi terrível! Mas também me deu
a opção de aliviar minha carga contra o câncer.
Seja qual for minha decisão, tomei-a utilizando todas as minhas
capacidades.
Tive apoio total da minha companheira de vida para tomar
qualquer decisão que quisesse.
Bárbara e eu somos amigas em uma jornada, seja ela
qual for.
Eu estava cercada por um círculo de amigos,
me dando apoio, e líderes de torcida dizendo,
"VAI LAURIE".
E SE? E SE?
Não posso viver "e se" e "como se". Terei que
simplesmente viver.

Capítulo 16

A parte difícil

Sem dúvida, a parte mais angustiante de se ter câncer de mama é o fato imutável de que esta é uma doença com ameaça de morte. Embora os avanços em detecção precoce e tratamentos tenham melhorado muito, com um expressivo aumento tanto do tempo de sobrevida livre da doença quanto da sobrevida geral, um número muito grande de mulheres ainda morre por causa do câncer de mama. Ele é o segundo maior causador de morte entre as mulheres (após o câncer no pulmão) e o principal causador de morte em mulheres com idade entre 40 e 55 anos. Nos Estados Unidos, uma mulher morre por causa do câncer de mama a cada treze minutos.

É impossível minimizar essa realidade. Como todas nós encaramos a possibilidade de uma recorrência, este pode ser um capítulo especialmente difícil de ser lido. Após o diagnóstico de câncer, uma mulher em estado de choque quase sempre sente que vai morrer por causa da doença. Como Carol disse: "Nós, que tivemos câncer, chegamos até à beira do precipício, olhamos para baixo, encaramos o medo de cair e retornamos. As pessoas que nunca tiveram câncer não sabem que você não precisa cair quando está na beira". Até hoje, muitas vezes parece haver uma lacuna entre gerações, com as pessoas mais idosas tendendo a acreditar que um diagnóstico de câncer é inevitavelmente uma sentença de morte. Felizmente, muitas vezes não é verdade, mas, às vezes, pode ser difícil nos lembrarmos disso. O medo paralisante normalmente diminui com o passar do tempo, e então você provavelmente passa por longos períodos em que consegue se sentir bem e esperançosa em relação a seu futuro.

O quão otimista você consegue ser está relacionado a várias coisas: seu próprio temperamento e estilo de lidar com a vida, os detalhes específicos, que incluem as estatísticas em relação a seu tipo de câncer em particular e há quanto tempo foi diagnosticada. O tempo ajuda. Mesmo mulheres que encontraram

189

Câncer de Mama – Um guia prático para a vida após o tratamento

formas de diminuir seus medos e de viver suas vidas sem extrema ansiedade podem passar por períodos inesperados de terror. Basta deparar com o obituário de alguém com sua idade que acaba de falecer por causa do câncer de mama, ficar sabendo que alguém que você conheceu durante o tratamento sofreu uma recorrência ou até mesmo tenha vindo a falecer por causa da doença. Aniversários, celebrações, feriados e outros eventos marcantes são também momentos nos quais esses sentimentos podem se intensificar. Estar preparada nem sempre significa que será possível mantê-los afastados, mas saber que esses sentimentos podem reaparecer inesperadamente pode ajudá-la a se sentir um pouco mais no controle.

Até certo ponto, sobreviver ao câncer de mama parece ser um jogo cheio de riscos. É claro que há inúmeros estudos e estatísticas que sugerem que uma ou outra mulher tem maior ou menor probabilidade de ficar bem. Todas sabemos que um tumor primário menor é "melhor" do que um maior, que nódulos linfáticos negativos são "melhores" do que positivos, e que certas características patológicas das células com câncer são mais ou menos preocupantes. Sei também que algumas mulheres que tiveram tumores primários bem pequenos e nódulos linfáticos negativos morreram da doença, enquanto outras que tiveram muitos nódulos linfáticos positivos e uma apresentação inicial muito mais séria ficaram bem. A verdade é que você não pode saber de que lado está das estatísticas.

Cientistas e médicos vêm trabalhando em todo o mundo para aprimorar os tratamentos atuais e encontrar a cura. Milhões de dólares e inúmeras horas são devotados a esses esforços, e todos nós rezamos para que tenham sucesso. Por enquanto, podemos ser gratas ao progresso real que já foi feito. Estudos recentes, confirmando o imenso valor da Herceptin, são um bom exemplo.

Algumas mulheres querem obter toda a informação possível sobre seu prognóstico; elas podem procurar por informações na internet e em bibliotecas que pareçam se aplicar à sua situação. Outras querem saber o menos possível e tentam focar no presente e em sua esperança no futuro. Você sabe o que é melhor para você. Se muita informação a ajuda a se sentir mais no controle, deve buscá-la. Se prefere não saber dados específicos, tudo bem.

Seja qual for seu estilo, é muito importante lembrar que nenhuma estatística é uma previsão de vida para nenhum indivíduo. Estatísticas são números obtidos de estudos feitos com um grande número de pessoas. Eles nunca se referem diretamente a uma mulher. A estatística de sobrevida para cada uma de nós varia de 0 a 100%. Lembre-se, também, de que qualquer dado publicado já está um pouco desatualizado. Estudos clínicos em andamento precisam de anos para produzir informação. Por exemplo, para comparar um tratamento adjuvante com outro, os pesquisadores precisam esperar pelo menos cinco – e provavelmente dez – anos após o término do tratamento da última participante antes da disponibilização de mais informações úteis. Antes disso, eles podem saber se um tratamento tem maior probabilidade de aumentar o tempo de sobrevida sem a doença (o período entre os diagnósticos e a primeira recorrência), mas um tempo maior precisa se passar antes que eles saibam se esse mesmo tratamento realmente fará que mais mulheres permaneçam vivas e perfeitamente bem após dez ou mais anos.

Um dos fatos mais amedrontadores sobre o câncer de mama é que ele pode recorrer a qualquer momento. No caso de muitos tipos de câncer, passar com segurança pela marca dos cinco anos significa ter quase a certeza de que a pessoa esteja curada. No caso do câncer de mama, isso não acontece. A maioria de suas recorrências é diagnosticada nos primeiros cinco anos, então uma vez que você tenha passado esse aniversário do seu diagnóstico, pode ter meio-suspiro de alívio. Entretanto, o câncer de mama pode recorrer em sete, dez, quinze ou mais anos. Os oncologistas se perguntam se no futuro haverá mais recorrências tardias por causa do sucesso das atuais quimioterapias adjuvantes e terapias hormonais – isto é, a possibilidade de que esses tratamentos tenham retardado, mas não prevenido a recorrência em algumas mulheres. Quando olhamos gráficos de sobrevida, as curvas definitivamente melhoraram após os primeiros anos, mas nunca chegaram a zero.

Há dois tipos gerais de recorrência do câncer de mama, e é importante que se entenda a diferença. Às vezes o câncer retorna na mesma mama onde começou, isso é chamado de recorrência local, não é uma metástase distante. Qualquer recorrência fora da mama é uma doença metástica. Uma recorrência local requer tratamento adicional apenas para a mama. Caso essa mama já tenha recebido radioterapia, não poderá recebê-la novamente. Muito raramente uma mulher que teve um tumor original muito pequeno pode ter feito apenas cirurgia, e não radioterapia. No caso dela, a radioterapia poderia ser uma opção. Para todas as outras, a escolha pelo tratamento local fica limitada a uma mastectomia. Este também é o caso se um segundo câncer primário (novo) se desenvolver na mama tratada previamente. As possibilidades de reconstrução podem também ser mais limitadas por causa das mudanças no tecido causadas pela radioterapia feita anteriormente. Um tecido previamente irradiado não se alonga ou cicatriza

Câncer de Mama – Um guia prático para a vida após o tratamento

de maneira completamente normal, e a reconstrução, utilizando expansores e implantes, pode não ser possível.

Uma recorrência na pele da parede torácica pode ocorrer em mulheres que fizeram uma mastectomia. Uma mastectomia pode remover apenas cerca de 95% do tecido da mama; uma recorrência pode ocorrer no tecido residual da mama, que normalmente se localiza na axila (embaixo do braço). Esse tecido remanescente da mama é diferente do tecido que contém nódulos linfáticos axilares; uma recorrência em um nódulo linfático axilar é uma situação um pouco diferente. No caso de uma recorrência na pele da parede torácica após uma mastectomia, o tratamento e o prognóstico são similares aos de uma metástase distante.

Mulheres que fizeram mastectomias previamente e que tiveram uma recorrência limitada na parede torácica podem fazer cirurgia para remover os nódulos e fazer radioterapia na área. Caso a recorrência na área do tórax seja mais difusa, o tratamento local pode ser apenas a radioterapia. Estas são decisões que devem ser feitas individualmente. Sobretudo, recorrências locais são consideradas tratáveis e potencialmente curáveis. Apenas porque o câncer retornou na mama não significa necessariamente que ele tenha se espalhado para outros locais do corpo.

O tratamento recomendado para uma recorrência local depende da avaliação do seu médico sobre o risco de uma doença metastática. Assim como foram feitos cuidadosamente todos os exames na época do seu primeiro diagnóstico, seus médicos pedirão raios X e tomografias para saber se o câncer se espalhou para outros locais. Mesmo se esses exames (tomografias, raios X ou ressonância magnética) foram negativos, as características patológicas do tumor serão analisadas cuidadosamente. Se o tumor tiver algumas características agressivas, é possível que seja prescrito um tratamento sistêmico. Isso pode incluir quimioterapia, terapia hormonal ou ambos. Diferentemente da situação do câncer de mama inicial, não há evidências concretas de que fazer esses tratamentos, além da mastectomia, ajudará a prevenir outras recorrências.

É importante fazer aqui a distinção entre uma recorrência local na mama, ou na pele da parede torácica, e o desenvolvimento de um câncer inteiramente novo (um segundo ou novo câncer primário). Um patologista pode diferenciar entre dois tipos de câncer comparando células; normalmente ficará claro se um tumor é uma recorrência do primeiro câncer ou um novo. Sabemos que mulheres que já tiveram um diagnóstico têm duplo risco de desenvolver um câncer de mama. Caso isso ocorra, o segundo câncer é tratado independentemente do primeiro. Infelizmente, isso significa que talvez você tenha que passar novamente

A parte difícil

por toda a experiência do tratamento: cirurgia, radioterapia, hormônio ou quimioterapia. (A escolha da quimioterapia pode ser afetada pela quimioterapia anterior, porque há limites para o volume seguro de uma determinada droga que uma mulher possa receber durante sua vida. Este foi o meu caso.)

Infelizmente, eu sou uma das mulheres que desenvolveram um segundo câncer de mama; é obviamente uma experiência horrível e traumática. Entretanto, embora esta não seja de forma nenhuma uma tentativa de sugerir que o diagnóstico de um segundo câncer seja algo fácil de se lidar, a maioria de nós realmente acha que partes da experiência são um pouco menos difíceis do que da primeira vez. Nós já conhecemos e confiamos em nossos médicos; entendemos as opções de tratamento; estamos familiarizadas com a paisagem do tratamento do câncer. O mais importante, já passamos por isso uma vez e sabemos que podemos fazê-lo novamente. E, por último, o prognóstico de um segundo câncer é independente do primeiro; isso pode ser menos assustador do que saber que o tratamento para o primeiro câncer não teve sucesso completo.

O segundo tipo de recorrência do câncer de mama, ainda mais preocupante, é a metástase para outra parte do corpo. O câncer de mama metastático geralmente se desenvolve nos pulmões, no fígado, nos ossos, nos nódulos linfáticos na base do pescoço ou no cérebro. O câncer de mama que se espalha (metástase) para outro local do corpo ainda é câncer de mama – isto é, as células do câncer de mama que foram para o pulmão, por exemplo, são metástases do câncer de mama, e não câncer do pulmão. A expressão câncer de mama metastático é correta, independentemente de para qual parte do corpo as células do câncer de mama possam ter se espalhado. Caso células do câncer de mama tenham se espalhado no corpo para além da mama, também podem estar presentes em outro local – mesmo que sejam pequenas demais para serem detectadas por tomografias ou raios X. Células únicas ou em pequeno número são pequenas demais para serem vistas. O tratamento sistêmico pelo qual você passou, seja quimioterapia, seja terapia hormonal, foi formulado para erradicar qualquer célula com câncer remanescente, em qualquer local do seu corpo para onde quer que possam ter se espalhado. O câncer de mama metastático resulta de uma falha dos tratamentos sistêmicos aplicados no período do diagnóstico inicial para erradicar todas essas células. O câncer de mama metastático é sempre tratado sistemicamente e, embora seja muito raramente curável, é quase sempre tratável.

Hoje muitas mulheres podem viver, e viver bem, por alguns anos – ocasionalmente por muitos – após esse diagnóstico. Há muitos tratamentos para o

Câncer de Mama – Um guia prático para a vida após o tratamento

câncer de mama metastático que não existiam até poucos anos atrás. Por exemplo, antes do ano 2000, novos tipos de câncer de mama não eram regularmente testados para a proteína HER-2/neu. É extremamente importante, caso esse seja seu caso, que suas células com tumor sejam testadas agora. A Herceptin é uma forma de terapia-alvo particularmente efetiva (terapia direcionada a um único fator que estimula uma célula do câncer). Mulheres que vivem com câncer de mama metastático fazem tratamento permanente, pelo restante de suas vidas. O plano geral é a utilização de tratamentos em série. Como as células do câncer de mama se tornam resistentes a um tratamento em particular em determinado momento, e param de responder, o tratamento é então alterado para um diferente na esperança de que seja eficiente por muitos meses.

Carol é uma artista de cinquenta anos que vive com câncer de mama metastático. Ela disse: "Essa experiência com o câncer é impressionante. Eu estava apavorada com a possibilidade de uma recorrência, mas quando aconteceu, senti um certo alívio, tão maluco quanto possa parecer. Eu não tinha mais que me preocupar com ela. Agora tenho que conter a doença, e isso, às vezes, causa muitas complicações. Mas acabo de passar um mês na Itália e foi uma viagem maravilhosa. Espero ir novamente".

"Na verdade essa doença me fez sentir muito grata por estar viva. Todos nós podemos deixar este planeta a qualquer momento, então tudo o que temos é este momento. Somos nós que decidimos como vamos viver este momento, com medo ou com alegria. Nós esquecemos como pode ser difícil. Na semana passada encarei a possibilidade de ter que deixar este planeta mais cedo do que tarde. Felizmente posso dizer que ganhei mais um tempo. Concentre-se em suas bênçãos."

O medo de uma recorrência e as realidades do câncer de mama metastático assombram todas nós. Assombram os médicos, também. Uma médica oncologista, minha amiga querida, chorou enquanto me atualizava sobre uma paciente mútua. "Eu me sinto tão inútil", ela disse. "Digo a todas as minhas pacientes: 'Deixe eu tomar conta de você. Faça o que eu digo, todas as coisas horríveis, e você estará segura. Mas é claro que nós duas sabemos que não há garantias". O conhecimento mútuo de que não há garantias é uma das razões pelas quais nos sentimos especialmente próximas de nossos oncologistas. Diferentemente da maioria dos outros médicos, nossos oncologistas são uma parte importante de nossas vidas e por toda nossa vida. Juntos tomamos decisões e falamos sobre vida e morte; juntos focamos em nossas esperanças pela vida.

A parte difícil

Como conseguimos seguir em frente com esse medo? Aprender a viver com a espada de Dâmocles sobre nós sem permitir que a ansiedade e a tristeza nos paralisem é o verdadeiro desafio da vida após o câncer de mama. Raros serão os dias em que você não se lembrará da sua morte pelo menos por um breve momento. Barbara descreve assim: "Na verdade não é que seja assustador; é que pensar sobre minha morte se tornou uma presença constante, algo que eu simplesmente sei que está lá". Aprendemos aos poucos a viver paralelamente tanto com a esperança quanto com a possibilidade de morrer. Percebemos que cada decisão importante é vista por uma lente com dois ângulos – há o ponto de vista de que talvez eu viva por muitos anos e de que talvez minha vida possa ser curta. Cada uma dessas decisões, cada relacionamento, cada plano tem que passar por esse filtro duplo. Na verdade, acho esse ponto de vista duplo extremamente esclarecedor. Ficou muito fácil de reconhecer o que é importante e qual é a escolha correta.

Continuar se torna acima de tudo uma busca por sobreviver e por significado. Embora vivamos com algo que às vezes pareça insuportável, é exatamente esse fardo que também traz luz aos nossos dias. Nunca nos será permitido esquecer que a vida é frágil e passageira e que nossos relacionamentos são as coisas mais importantes. Lutamos contra as maiores questões da vida. Uma vez forçadas a reconhecer a onipresente natureza do fim e da perda, temos a escolha de nos refugiarmos na negação e fazer de conta que não percebemos nada, ou de nos levantarmos, erguer a cabeça e encará-los. Aprendemos a viver, encarando a 'fera'. Como disse Audre Lorde, uma mulher que se autodescrevia como negra, homossexual, poeta e guerreira, que morreu por causa do câncer de mama: "Quando uso minha força a serviço da minha visão, se torna cada vez menos importante se estou com medo".

A verdade é que todas nos sentimos medo, as vezes. O outro lado dessa verdade é que sempre sabemos, muitas vezes em conjunto, como apoiar umas às outras e como encarar o medo. Coordeno um grupo semanal para mulheres com câncer de mama metastático, e normalmente me impressiono com sua coragem e com a graça com que me aceitam como parceira de jornada. Estar com elas me ajuda a imaginar que eu, também, posso viver com esse desafio, caso necessário. Há nisso uma profunda sensação de amparo. Como as mulheres desse grupo sempre dizem, aprendemos umas com as outras que há coisas piores do que a morte, e aprendemos como encarar a morte quando é preciso.

Algumas vezes é necessário e útil olharmos diretamente para o medo e para as possibilidades reais. Fingir que eles não existem raramente é uma boa estratégia.

195

Câncer de Mama – Um guia prático para a vida após o tratamento

Sem mencionar que é necessário conviver com eles, mas, muitas vezes, ajuda pensar a respeito disso o suficiente para sermos capazes de deixá-los de lado. Medos ignorados são como o elefante embaixo do tapete no provérbio; você vai acabar tropeçando nele quando menos espera. Não é mórbido, pessimista ou neurótico pensar que o câncer pode retornar. Todas nós temos esses momentos, e o que temos que fazer é aprender de alguma maneira como ir além do medo. Como disse Amelia Earhart: "A coragem é o preço que a vida exige para permitir que tenhamos paz".

Quando falo com minhas pacientes sobre seus medos, sugiro dar nomes a eles. Ao contrário de nos preocuparmos vagamente sobre "e se ele voltar?", pode ser bom sermos mais específicas. O que mais a preocupa? A dor? Deixar suas crianças, seu cônjuge, sua família? Você se preocupa em ser um fardo para sua família? Preocupa-se com o fato de quem tomará conta de você? Pergunta-se se poderá ficar em casa ou se terá que ir para algum tipo de clínica? Você então se preocupa com que tipo de clínica será? Do que você tem mais medo: do processo da morte ou de estar morta?

Como a perda de controle é uma das coisas que mais podem nos transtornar, pensar sobre os detalhes e imaginar como você lidaria com eles lhe dará novamente um pouco de controle. Conheci mulheres que ficaram mais tranquilas conhecendo as clínicas de recuperação de suas comunidades. Conheci também algumas mulheres que se sentiram reconfortadas ao visitar o local de seu funeral para fazer suas próprias escolhas. Se a dor é o que você mais teme, seu médico pode ajudá-la a saber mais sobre excelentes medicamentos para o controle da dor e as técnicas disponíveis.

O exemplo mais extremo desse tipo de preocupação é, para algumas mulheres, levar em consideração o suicídio com a assistência de um médico. Esse é um tópico muito discutido, e causa de muita polêmica. Há fortes opiniões éticas, legais e religiosas envolvidas. O que tenho visto em minha experiência é que a maioria das pessoas diagnosticadas com câncer pelo menos pensa sobre suicídio em um momento ou outro. Estatisticamente, menos pacientes com câncer cometem suicídio do que pessoas da população geral. Entretanto, a maioria de minhas pacientes fala sobre suicídio, especialmente quando o assunto se relaciona a controle, dor e escolha. O que elas normalmente procuram é acreditar que podem continuar tendo controle sobre suas vidas, e a tranquilidade de saber que há uma "saída", caso precisem. Saber que existe a possibilidade normalmente neutraliza o assunto. Caso queira, esta é uma conversa que você pode ter em algum momento com seu médico e/ou com seu marido ou outros membros adultos da família.

A parte difícil

Pensar e falar sobre a possibilidade de o câncer voltar ou sobre sua morte não aumenta a probabilidade de que aconteçam. Algumas de nós somos sujeitas ao medo ilusório de que se dissermos algo em voz alta isso fará que o que foi dito se torne mais real. Isso simplesmente não acontece. Ao contrário, é mais provável que você se sinta aliviada e mais tranquila depois de ter essas conversas realmente difíceis. Encarar a "fera", dizer o inimaginável, aguentar o insuportável ajudará a colocar esses medos em uma perspectiva melhor.

Capítulo 17

Onde encontrar apoio

Assim como nenhuma mulher deveria ter de passar pelo tratamento contra o câncer de mama sozinha, ninguém deveria ter que aguentar as semanas e meses após o tratamento só. Uma reação normal a essa experiência é se sentir isolada ou, pelo menos, diferente dos outros. Todas nós sentimos algum nível de depressão, raiva, ansiedade ou falta de coragem durante os meses após o tratamento. Embora o tempo ajude, há maneiras de identificar e utilizar apoio para acelerar o processo de recuperação. O que funciona melhor para uma mulher pode ser completamente inadequado para outra pessoa, mas tenha certeza de que há muitas maneiras de se construir uma rede de apoio individualizada e efetiva. O objetivo deste capítulo é ajudá-la a pensar sobre o que mais precisa e deseja e onde encontrá-los.

Não há dúvida sobre o valor do apoio social para pessoas com câncer. Tendo em mente tanto a recuperação física quanto a psicológica, estudos após estudos mostram que as pessoas que têm múltiplas fontes de apoio se dão melhor do que as que ficam mais isoladas. Vale a música que diz: "As pessoas que precisam de pessoas são as mais afortunadas do mundo". As pessoas que se preocupam conosco e pelas quais nos preocupamos são uma fonte que se renova infinitamente.

Os capítulos anteriores falaram sobre os relacionamentos com seu marido ou companheiro, com seus filhos, pais e com sua família estendida, seus amigos. Todos eles têm um lugar importante em seu coração e em sua vida e contribuirão para o aumento do seu bem-estar. Como foi discutido anteriormente, talvez você tenha que informar a alguns deles como está se sentindo e o que espera deles – e não se surpreenda se precisar contar a eles mais de uma vez.

Seja o mais específica possível quando falar sobre como eles podem ajudar. Talvez você precise que eles a assegurem de que ficará bem, ou talvez você con-

199

Câncer de Mama – Um guia prático para a vida após o tratamento

sidere essas palavras enfurecedoras. Por um lado, talvez você queira que eles a distraiam quando estiver se sentindo triste ou amedrontada, que insistam para que você vá com eles ao cinema mesmo que você não tenha vontade e que busquem ter contato com você de formas confiáveis e consistentes. Por outro lado, a atenção extra pode ser sufocante, como se as ligações e visitas constantes significassem que eles pensam que você não vai estar por perto por muito mais tempo. Primeiro precisa estar claro em sua mente aquilo que você espera das pessoas importantes em sua vida. Eles não podem saber, e é provável que cometam erros caso sejam deixados à mercê de suas próprias imaginações. Descubra e conte a eles de forma clara. E lembre-se de agradecer-lhes quando fizerem o que você pediu que fizessem.

Uma das minhas pacientes me contou uma história adorável sobre a importância dos relacionamentos. Ela estava jogando tênis três meses após completar seu tratamento. Durante uma pausa do jogo, notou duas senhoras idosas que tinham parado para assistir. Conforme elas foram se afastando da quadra de tênis, de braços dados, uma se virou e disse para a outra: "Rachel, conseguimos passar por mais um inverno". Sue disse que teve que se beliscar para notar que elas estavam falando uma com a outra, e não com ela. A vida após o câncer de mama é seguir em direção à primavera. É a qualidade "de braços dados" dos nossos relacionamentos que nos ajuda a passar pelos invernos e ir em direção a ares mais agradáveis e amenos.

Como será discutido no próximo capítulo, muitas pessoas são enormemente ajudadas e reconfortadas por sua fé. Talvez conversar com seu pastor, padre ou rabino seja tranquilizador enquanto você passa pelos meses de recuperação. Mesmo que não seja um membro ativo da igreja ou templo, mas agora sente que esse relacionamento possa ser útil, ainda é possível falar com um membro do clero. Ligue para uma igreja grande de sua cidade e pergunte. Há também conselheiros pastorais que trabalham em vários hospitais e em agências de serviço social guiadas pela fé.

Quando estiver pensando no que pode ajudá-la durante o período de recuperação, é útil se lembrar de outros momentos difíceis de sua vida. As estratégias que ajudaram na época provavelmente também ajudarão agora. Por exemplo, mulheres que fizeram meditação, ioga ou massagens semanais durante períodos de estresse podem achá-las válidas. Outras que participaram de grupos de apoio focados em problemas da vida – sejam eles programas como o AA ou o AL-Anon, sejam grupos para pessoas que desejam parar de fumar ou que vivem com adolescentes rebeldes – muitas vezes ingressam logo em grupos de câncer de mama.

Onde encontrar apoio

Como aprenderam que esses grupos ajudam, procuram por programas similares durante essa nova crise.

Obviamente o estresse associado ao seu diagnóstico, tratamento e recuperação difere daqueles associados a outros problemas da vida. As soluções também são diferentes. Embora devamos lidar sozinhas com alguns problemas da vida, o câncer de mama não é um deles. Tanto por minha experiência quanto por minha inclinação, creio que ingressar na comunidade de mulheres que tiveram câncer de mama é extremamente valioso para quem tem que lidar com essa doença e com suas consequências. Seja para melhor ou pior, a propagação do câncer de mama significa que há muitas mulheres passando por essa experiência assim como você. Se unir a elas de alguma maneira ajudará a entender e gerenciar melhor seus sentimentos. É um grande alívio perceber que esses sentimentos são normais e compartilhados por outras pessoas.

Há vários tipos de grupo disponíveis para mulheres que tiveram câncer de mama: grupos psicoeducacionais ou grupos de informação, salas de bate-papo *on-line* ou grupos de apoio, grupos de autoajuda, grupos de apoio coordenados por profissionais, grupos de gerenciamento de estresse e seminários ou ainda palestras dedicadas a tópicos específicos. Os grupos psicoeducacionais ou grupos de informação são organizados para debater assuntos específicos, e a cada sessão promovem, geralmente, palestras de peritos em diferentes áreas. Uma série típica desse tipo de programa de grupo pode incluir encontros a cada duas semanas sobre gerenciamento psicológico, fadiga, relacionamentos familiares, rumos futuros das pesquisas sobre câncer de mama e algum tempo para socialização. Às vezes os participantes têm a oportunidade de colaborar no planejamento das séries, e às vezes a agenda é organizada antes de o grupo ser anunciado.

As salas de bate-papo *on-line* e os grupos de apoio são novidades na área. A internet pode oferecer quantidades enormes de informação e apoio sobre câncer de mama. O maior problema, assim como ocorre com a pesquisa de qualquer assunto *on-line*, é que é muito difícil de se estimar a qualidade e a validade do que se encontra. Isso se torna especialmente importante se você estiver tentando se informar sobre os tratamentos disponíveis ou para se conectar a outras mulheres em busca de apoio mútuo e compartilhamento.

Se está buscando informações médicas ou científicas, lembre-se sempre de que nada que você lê pode substituir a conversa com seus médicos. Se você encontrar algo que a interessa, anote ou imprima, e converse a respeito disso com seu médico em sua próxima consulta. No geral, é melhor procurar *sites* de organi-

201

Câncer de Mama – Um guia prático para a vida após o tratamento

zações grandes e bem estabelecidas – como, o da Susan G. Komen Breast Cancer Foundation, o da American Cancer Society, ou do National Cancer Institute; as informações desses *sites* serão precisas. Desconfie de *sites* que parecem tender muito em uma direção, que são críticos a outras abordagens e recursos, ou que contam com patrocínio de empresas (embora certamente haja boa informação sobre saúde em *sites* que recebem fundos de empresas que visam ao lucro). Use seu bom-senso e lembre-se sempre de que algo que parece bom demais para ser verdade provavelmente não é verdade.

Participar de qualquer tipo de programa ou grupo de apoio *on-line* pode ser difícil. Desconfio principalmente de grupos de bate-papo abertos a qualquer pessoa e não monitorados por um profissional, pois podem conter todo tipo de informação aterrorizante. É maravilhoso, é claro, que haja maneiras de as mulheres entrarem em contato umas com as outras em todo o mundo e compartilhar apoio e coragem. Mas, mesmo assim, embora a maioria das participantes desses grupos esteja compartilhando o que acontece em seus corações, suas histórias, as palavras podem ser muito perturbadoras ou mal-interpretadas. Lembre-se de que enquanto você lê apenas vê o que a pessoa que escreve está sentindo e dizendo nesse momento em particular. Você não pode ter certeza de que a informação médica dela seja precisa e completa. É muito assustador ler sobre a recorrência de alguém ou sobre a progressão da doença de alguém quando a situação dela se parece muito com a sua. É perturbador ler críticas cruéis a medicamentos ou médicos, porque essas acusações, embora baseadas nas experiências de uma pessoa, podem ser preocupantes a respeito dos seus cuidados. Mesmo havendo alguma verdade nesses julgamentos, você não tem como averiguá-los, e a análise pessoal de uma única pessoa é simplesmente isto: pessoal.

A maior parte do tempo que as mulheres passam em salas de bate-papo é durante a noite. Se você está preocupada e sem sono, ligar o computador e se conectar a outras pessoas pode parecer uma boa ideia, mas lembre-se sempre de que o raciocínio das pessoas não é dos melhores às três horas da manhã, e que tudo parece pior à noite. Ler cartas de outras mulheres que estão doentes e assustadas será ainda mais traumático do que seria durante o dia. Se você não consegue dormir, provavelmente é uma ideia melhor fazer um xícara de chá de ervas e ler um romance leve.

Não quero sugerir que as salas de bate-papo, fóruns e outras redes de apoio *on-line* sejam necessariamente prejudiciais. Na verdade, elas podem ser especialmente válidas para mulheres que vivem em comunidades mais remotas ou para

Onde encontrar apoio

aquelas que estejam isoladas e vivendo com o câncer de mama. Mas realmente sugiro que inicie sua participação em grupos de apoio *on-line* que sejam monitorados por um profissional; verifique os *sites* das grandes organizações relacionadas ao câncer para encontrar esses grupos. Caso sinta-se confortável e segura nesses grupos, pode então experimentar salas de bate-papo menos estruturadas. E lembre-se de que você sempre pode desligar o computador e sair caso veja algo que a incomode.

Caso realmente participe de salas de bate-papo *on-line* ou de fóruns, recomendo fortemente que utilize um apelido e que tome cuidado para que seu endereço de *e-mail* não seja divulgado. Proteja sua privacidade.

Os programas para gerenciamento de estresse podem ser de particular interesse para mulheres em recuperação do câncer de mama. Muitos centros médicos têm programas nesses departamentos, como medicina comportamental, medicina familiar, psiquiatria ou assistência social. Esses programas podem estar abertos a qualquer pessoa que tenha interesse em aprender técnicas para gerenciar melhor o estresse – como, por exemplo, pessoas com hipertensão, dor crônica ou câncer. O objetivo desses programas é ensinar estratégias cognitivas e comportamentais que melhorem as habilidades de lidar com a situação.

Aprender a meditar, evocar relaxamento ou diminuir as reações naturais do corpo ao estresse podem reduzir alguns sintomas físicos associados ao câncer e seu tratamento, como a náusea e as dores de cabeça. Os programas duram várias semanas, e cada sessão é normalmente devotada a um único tópico ou estratégia. O duradouro Mind-Body Cancer Program (Programa de Mente e Corpo Contra o Câncer), em meu próprio centro médico, inclui relaxamento, meditação, alongamento, nutrição, ioga, exercícios etc. A maioria das pessoas acha a participação nesses programas muito útil. Mesmo que algumas das técnicas possam não parecer úteis ou relevantes, é quase certo que todas encontrarão algo de valor nelas.

Os grupos de autoajuda diferem dos grupos facilitados profissionalmente. Eles são às vezes organizados de acordo com um projeto ou objetivo, e alguns têm a intenção de funcionar como grupos de apoio. Os dois tipos podem ser facilmente encontrados e normalmente são muito úteis. Em algumas partes do país, os grupos de autoajuda de câncer de mama podem ser tudo o que exista para mulheres que buscam uma experiência em grupo, e eles podem ser exatamente o que você precisa caso esteja procurando uma forma de se conectar a outras mulheres que estejam vivendo com câncer de mama. Mesmo assim, há algo que se deve ter em mente. Embora nunca haja garantia de que um grupo dirigido profissional-

Câncer de Mama – *Um guia prático para a vida após o tratamento*

mente seja perfeito, há maior probabilidade de que certos problemas potenciais surjam quando não há um profissional liderando o grupo.

De modo geral, os grupos podem correr perigo caso a quantidade expressa de sentimentos dolorosos seja tal que as participantes fiquem assustadas e não tenham ninguém para guiá-las em direção a uma solução, ou se as regras do grupo forem quebradas. Em um grupo de câncer de mama, isso pode acontecer se alguns membros dominarem as reuniões e não permitirem que outros tenham espaço ou tempo para falar. Também pode ocorrer que uma pessoa no grupo sofra uma piora em sua situação médica e o medo e a tristeza dela aterrorizem as outras participantes. Como uma regra cardinal do gerenciamento de grupo é a confidencialidade e o respeito mútuo, é também vital que "tudo que seja dito na sala permaneça na sala". Sem um líder no grupo às vezes fica difícil reforçar esse preceito.

Caso você participe de um grupo de autoajuda liderado por um colega, será importante estar especialmente alerta a como ele a está afetando. Se você sai das reuniões se sentindo mais transtornada do que entrou, se acha que no período entre as reuniões você se preocupa com as outras pessoas do grupo e não tem uma forma de aliviar essas preocupações, ou se sente que é desrespeitada ou que não é ouvida, esse não é o grupo certo para você. Embora esses problemas também possam ocorrer em um grupo orientado profissionalmente, as chances são maiores de não acontecer. Os sentimentos associados a ter câncer de mama são tão intensos que são, por sua vez, tanto os melhores quanto os piores catalisadores para produzir um grupo de sucesso. Você se sentirá conectada instantaneamente com outras vivendo com os mesmos medos, e ficará instantaneamente vulnerável às suas preocupações e situações.

Em um grupo orientado profissionalmente, alguém está lá para protegê-la e a todas as outras do grupo. Não há como garantir que coisas que podem ser assustadoras para você não sejam ditas – isso faz parte do processo –, mas parte do trabalho do líder é assegurar que todas no círculo se sintam seguras. Nos grupos que coordeno, momentos como esses surgem quando alguém do grupo expressa medo por causa de um sintoma, de uma recorrência ou da progressão de sua doença. Nessas horas, é sempre importante apoiar a mulher que está sofrendo, mas também é importante dar atenção às necessidades de todas aquelas que estiverem presentes. Somos cuidadosas ao expressar nosso compartilhado sofrimento em relação às más notícias de alguém, mas também expressamos nossos próprios medos. É completamente aceitável que alguém diga: "Meu coração sofre com o seu, mas eu também estou com tanto medo por mim que mal consigo respirar". Apenas sendo capazes e até mesmo encorajadas a compartilhar todos os aspectos dos nossos sentimentos podemos apoiar honestamente uma à outra e cuidar de nós mesmas.

Como você já deve ter percebido, estou convencida de que para muitas mulheres (não para todas), um bom grupo é o melhor lugar para se encontrar apoio e compreensão. Quando um grupo trabalha bem, os membros se sentem como Debbie: "Às vezes penso o quão solitário seria para mim se eu não tivesse o amor e o apoio do nosso grupo. Toda minha vida está muito melhor com vocês fazendo parte dela. Aprendi muito com vocês". Ou como disse Karen: "Quero contar a todas vocês que, algo pelo qual serei grata neste ano, todos os dias, é a oportunidade de conhecer e de estar com vocês. Espero estar dizendo o mesmo a todas vocês por muitos mais anos e também que, com o passar dos anos, ao celebrarmos a passagem de mais trinta e tantas primaveras, olhemos para trás para este período juntas com encantamento e gratidão".

Trabalhar com esses grupos, e especialmente com os grupos de apoio pós-tratamento contra o câncer de mama, é uma das partes mais recompensadoras do meu trabalho. Obviamente os assuntos com os quais esses grupos lidam também são problemas meus. Embora eu esteja no grupo como líder e não como uma participante, meu coração está envolvido com o de todas as outras. As preocupações delas são minhas preocupações. O pesar delas é meu pesar. Os triunfos delas são meus triunfos. Sou abençoada por estar com elas.

Caso você esteja procurando um grupo orientado profissionalmente, pode pedir referências a seu médico ou enfermeira. Se eles não puderem ajudá-la, ligue para o maior hospital das redondezas e peça para falar com a assistente social de oncologia. Ela pode liderar um desses grupos; caso não lidere, ela certamente saberá os que existem na região. A American Cancer Society muitas vezes tem listas de grupos de apoio; ligue para a Associação do Câncer local (listada nas Páginas Amarelas) e pergunte por eles. Na sessão "Epílogo e recursos", no fim do livro, você encontrará a lista das organizações nacionais do câncer de mama que também podem ter essas listas. Outras possibilidades são a Association of Oncology Social Work (AOSW, Associação de Assistência Social em Oncologia), a Wellness Community (Comunidade do Bem-Estar), o serviço de informações da Susan G. Komen Breast Cancer Foundation Hotline (Fundação para o Câncer de Mama Susan G. Komen), e a *Y-ME* (Por que Eu).

Caso você encontre um grupo e queira saber se ele será bom para você, há algumas perguntas básicas a serem feitas. É um grupo de apoio de colegas ou

Câncer de Mama – Um guia prático para a vida após o tratamento

é liderado por uma profissional? Caso seja liderado por uma profissional, quem é a líder e quais são suas qualificações? Quem vai ao grupo? Qual é a idade média das participantes do grupo e em que fase do câncer de mama elas estão? O ideal seria que encontrasse um grupo com mulheres semelhantes a você em estágio de vida assim como no estágio da doença. Caso você tenha terminado o tratamento recentemente e esteja tentando aprender a viver sua nova vida, é muito provável que não queira participar de um grupo composto por mulheres com doença metastática. Finalmente, pergunte se há alguma taxa a ser paga ao grupo. A maioria dos grupos de apoio ao câncer é oferecida como serviços à comunidade e são gratuitos. Caso haja uma taxa, é possível que seu plano de saúde cubra o custo.

Ao se lembrar de quão incerta estava em relação a ir a um grupo de apoio, Ginny, hoje participante de longa data, disse: "Estou tão feliz por ter vindo. Não importa como eu me sinta, esse grupo de mulheres faz que eu me sinta melhor, mais forte, amada e oferecendo amor. Não importa o que o futuro traga, passaremos juntas pelo que vier".

Mesmo assim, os grupos não são bons para todas. Caso ache que gostaria do companheirismo de outras mulheres, mas não deseja a intensidade de um grupo de apoio, você pode levar em consideração um grupo ou organização focada na luta pela causa. Ser politicamente ativa ajuda muitas mulheres a se sentirem mais fortes e se defendendo. A National Breast Cancer Coalition (Coalizão Nacional do Câncer de Mama) e várias coalizões do câncer de mama estaduais trabalham para angariar fundos e apoio à pesquisa, à educação pública e à consciência da necessidade da detecção precoce.

A National Coalition of Cancer Survivorship (Coalizão Nacional de Sobrevivência ao Câncer) é um grupo de militância mais generalizado que trabalha com assuntos relacionados aos sobreviventes no âmbito nacional, estadual e local. A Susan G. Komen Breast Cancer Foundation (Fundação para o Câncer de Mama Susan G. Komen) é a maior fonte de fundos privados para a pesquisa e programas com base comunitária contra o câncer de mama. A Komen Fundation (Fundação Komen) patrocina a Race for the Cure (Corrida para a Cura) em muitas cidades, e sempre procura voluntários para ajudar nesse evento e em outras atividades para angariar fundos. Pode haver também organizações locais em sua região que tenham atividades para angariar fundos, dar apoio a esforços educacionais, ou ajudar diretamente a mulheres com câncer de mama e suas famílias. Todos eles podem fazer bom uso da sua ajuda.

Onde encontrar apoio

Você também pode decidir que seria bom trabalhar com um psicoterapeuta. No Capítulo 3 discuti o transtorno de estresse pós-traumático (o TEPT) e sua conexão com o trauma do câncer de mama. Também foi observado que muitas mulheres lutam com algum nível de depressão e aflição após o câncer, e seriam ajudadas trabalhando com um terapeuta experiente em casos de câncer de mama, seu tratamento e com o processo normal de recuperação psicológica. Caso tenham passado vários meses após o término do tratamento e você perceba que têm dificuldade para dormir, está sempre chorosa e ansiosa, ou passa muito tempo pensando na possibilidade de uma recorrência e na morte, você deve pensar em procurar um terapeuta. Todos esses sentimentos são normais em suas circunstâncias, mas você não tem que lutar com eles sozinha. Novamente, você pode perguntar a seu médico ou enfermeira sobre um terapeuta experiente em psico-oncologia.

Há muitos psicoterapeutas competentes, mas alguns deles sabem pouco ou nada sobre os problemas que envolvem o câncer de mama. É provável que não seja o melhor para você agora trabalhar com esses indivíduos. A intensidade dos seus sentimentos, seu medo e seu pesar podem ser mal interpretados por uma terapeuta que não possua experiência com outras sobreviventes do câncer de mama. Ela pode não perceber, por exemplo, que sua fadiga física é uma parte normal da recuperação, e interpretá-la como um sinal de depressão. Você não deveria gastar seu precioso tempo e dinheiro "educando" sua terapeuta sobre o câncer de mama.

Todos os hospitais e centros do câncer, assim como muitos hospitais comunitários, empregam assistentes sociais na área de oncologia. Você não precisa ser uma paciente clínica do local para ser cliente da assistente social de oncologia. Caso ela não possa vê-la no hospital, pergunte se ela tem um consultório particular. Talvez você também ache útil perguntar a outras mulheres que tiveram câncer de mama sobre suas experiências com terapias e terapeutas. Alguém ao lado de quem você sentou na sala de espera da radioterapia pode conhecer um terapeuta experiente para indicar. A coisa mais importante é não aceitar o que ficou em segundo lugar ou alguém em quem você não confia ou de quem gosta instintivamente. A química pessoal é muito importante. O trabalho pesado da psicoterapia acontece dentro do contexto da conexão humana; precisa ser o par perfeito para você. Assim como todos os outros relacionamentos humanos importantes, você saberá se ele é correto. Confie em seus instintos.

Capítulo 18

Espiritualidade e fé

Para cada mulher, suas crenças, fé e orações são inteiramente pessoais. Algumas não se identificam com nenhuma tradição espiritual formal, encontrando outras formas de dar significado à vida; para outras, o ritual e a crença dão força e apoio. Mas o diagnóstico de câncer traz o medo, e o medo traz a necessidade da esperança – e a meu modo de ver, a fé parece estar inexoravelmente ligada à esperança; uma gera a outra. Quando descobrimos que temos câncer de mama, não ficamos apenas amedrontadas e tristes, sentimos uma esperança frágil, muito fácil de desaparecer, e às vezes difícil de ser fortalecida. Conforme passamos pelos meses de tratamento, embalamos essa esperança em nossos corações e nos agarramos a qualquer palavra, qualquer previsão e qualquer sentimento que possa mantê-la. Temos esperança de que o período do tratamento seja fácil; que os dias difíceis passem rápido; e, mais do que tudo, temos esperança de que teremos sorte e viveremos muito e com saúde. A fé nos traz a confiança de que tudo isso é possível, e apenas pede para acreditarmos. Crer não exige certeza; você apenas precisa imaginar que seja possível.

Acredito que a fé vive onde o coração se sente em casa. O câncer nos dá um forte empurrão para encontrarmos nosso lar espiritual. Ao longo dos tempos e pelo mundo, as pessoas encontraram locais sagrados. Em muitas culturas, esse lugar fica onde os ancestrais de alguém andaram sobre a terra e onde agora estão enterrados. Em outras, são locais de beleza especial onde é fácil imaginar espíritos vivendo. Onde há tanto o nascer quanto o pôr do sol, onde podemos amar a noite assim como a luz do dia, onde nossas mentes estão em paz ou nossas almas descansam, é terra sagrada. Entendemos que essa terra pode ser literalmente um local onde colocamos nossos pés ou simplesmente uma maneira de guiar nossos corações e confortar nossas mentes. Seja o que for, encontrar e consagrar esse

209

Câncer de Mama – Um guia prático para a vida após o tratamento

local é um processo para toda a vida e requer apreciação por onde estivermos, onde estamos agora e – talvez o mais importante – para onde estamos indo. O fim da jornada pode nunca estar à vista conforme viajamos por trajetos ainda não mapeados.

Há muitas maneiras de encontrar um sentido para a vida e crenças para nos apoiar. Cada uma descobre o que acalenta e nutre seu coração, e cada uma embarcará em sua própria jornada. Para mim, essa jornada começou naqueles terríveis primeiros dias, quando senti a necessidade de ir à igreja e de ter contato com a natureza. Eu não ia à igreja regularmente havia muitos anos; ainda não vou. Mas durante aquela primeira semana, fui várias vezes a uma capela vazia. Lá me ajoelhei e pedi por graça e coragem. Eu não ousei ter a presunção de pedir pela cura. Pedir ajuda para lidar com o que estivesse à minha frente me pareceu o máximo que conseguiria fazer.

Fevereiro em Massachusetts é frio, escuro e, normalmente, neva. Lembro-me de deitar no meu quintal gelado, fincando as unhas na neve, desejando alcançar a terra em si. Pressionada contra o solo, pedi graça e coragem. Ocorreu-me então, e me ocorre agora, que deitar no chão pode ter sido um ato simbólico inconsciente. Certamente eu tinha medo de que no futuro próximo eu estivesse deitada debaixo da terra. Será que eu estava tentando dominar meu pavor? Será que eu estava praticando? Será que eu estava sugerindo aos deuses que acima era melhor do que abaixo?

Um dos meus irmãos mais velhos é pastor episcopal. Ele mora a centenas de quilômetros de distância e não visita Boston frequentemente, mas na semana da minha cirurgia aconteceu de ele estar aqui para uma conferência. Quando meu marido e eu chegamos ao hospital na escuridão antes do amanhecer, ele estava nos esperando. Eu não esperava vê-lo. Ele me abraçou e depois envolveu minhas mãos nas dele, olhou profundamente em meus olhos e pediu a Deus para estar comigo. Aquela prece e a fé dele me confortaram e deram força.

Acredito no poder e na importância dos rituais. Por isso, meu marido e eu fizemos planos para celebrar o quinto aniversário do meu diagnóstico na ilha Mount Desert, nosso local preferido. Antes do amanhecer, levantamos e nos agasalhamos contra o frio do Maine. Tínhamos a esperança de saudar a manhã do pico da Montanha Cadillac; como nunca tínhamos ido lá no meio do inverno, não sabíamos que a estrada estava fechada e que a subida seria longa demais e gelada antes do amanhecer. Descobrindo isso, procuramos outro local – de mais fácil acesso – onde pudéssemos esperar pela manhã. Nós não havíamos planejado o que aconteceria quando conseguíssemos cruzar a neve e as rochas até a orla

Espiritualidade e fé

marítima. Nós não conversamos sobre o que poderíamos dizer ou fazer quando a primeira luz fizesse que o mar se tornasse prateado e o céu renascesse em uma explosão de dourados.

No fim eu levei música. Ele levou textos. Juntos, trouxemos cinco anos de graça, de terror intermitente, de profunda tristeza e de alegria ainda mais profunda, e juntos encontramos uma força que preencheu nossos corações.

Voltamos a esse local todo verão; essa ilha no Maine se tornou meu santuário. Fazer escaladas ali é orar. Quando ando por suas trilhas na floresta, olho em direção ao céu e vejo uma catedral no topo das árvores. Quando olho para baixo, para as raízes entrelaçadas, vejo o passado e o triunfo da vida nos brotos verdes saindo de pequenas aberturas na rocha. Quando vejo uma raposa solitária na colina ou um único lírio florir em um rochedo, eu reconheço milagres.

Para muitas de nós, seria difícil, se não impossível, ter uma doença com potencial ameaça de morte e não pensar em Deus. O que mais nos marca após o câncer é o absoluto reconhecimento da nossa mortalidade, o fim de qualquer possível negação da nossa própria morte. Pensamos não apenas sobre onde estivemos, mas também sobre para onde estamos indo. As principais questões que intrigam os homens e as mulheres de todos os tempos são nossas agora. Como uma de minhas pacientes me disse recentemente: "Espero e normalmente acredito que vou ficar bem. Às vezes eu realmente fico com medo, e então me lembro de tudo pelo que passei. Minha fé me sustenta. Eu nunca pensei que conseguiria encarar uma cirurgia, quimioterapia, radioterapia e me sentir tão mal, mas consegui. Se o futuro me trouxer mais câncer, agora sei que de alguma forma conseguirei enfrentá-lo".

Conheci muitas mulheres que retornaram para o culto de sua infância após o diagnóstico de câncer. Os rituais familiares dão conforto. Ann, de 35 anos, mãe de dois filhos, foi criada como católica, mas se casou com um homem que não era católico e não ia à igreja havia muitos anos. Enquanto lutava tanto para conseguir superar as dificuldades físicas do seu tratamento como para encontrar um significado para sua dor emocional, ela foi inexoravelmente levada para a igreja. Primeiro ela entrou quando sabia que estaria sozinha. Depois foi a missas lotadas, mas sempre se sentava sozinha no fundo, evitando conversar com os outros. Em um dia especialmente difícil, ela entrou na igreja e se sentou silenciosamente em um dos bancos, com lágrimas rolando por sua face e com seus olhos fechados. Ela se assustou com o toque da mão de uma mulher, abriu os olhos e viu uma senhora muito idosa em pé ao lado dela. "Seja bem-vinda de volta à sua casa", disse a mulher, que então se virou e se afastou.

211

Câncer de Mama – Um guia prático para a vida após o tratamento

Emily me contou que estava no elevador depois de seu tratamento final de radioterapia. Ela estava careca, exausta pelos meses de tratamento e muito assustada com seu futuro. Sua única companhia no elevador era uma senhora idosa, baixinha e corcunda que olhava para a frente. Quando ela estava prestes a sair, virou-se para olhar nos olhos de Emily, levantou o dedo no ar e o balançou para dar ênfase: "Nunca, nunca, nunca desista", disse ela.

Kayla, uma dançarina de 65 anos cuja filha morreu em um acidente de carro muitos anos atrás, ia a uma cachoeira em um rio perto de sua casa sempre que seu espírito estava para baixo. Sem exceção, ela me contou que, não importava a época do ano, se ela se sentasse bem quieta em uma rocha em particular, uma borboleta pousava em seu ombro.

Donna, enquanto andava do carro até a entrada da casa no início da noite antes de sua mastectomia, parou por um momento e pediu por um sinal. Quando olhou para cima, viu uma estrela cadente brilhar no céu.

Se estivermos abertas, sinais e significados nos encontrarão.

Pode ser especialmente difícil estar aberta quando estamos com raiva e com medo. Algumas mulheres acreditam que seu câncer deva ser uma punição pelos pecados em suas vidas. Elas se perguntam se estão sendo punidas por um aborto, por um caso extraconjugal, por não serem afáveis com pais idosos ou negligentes com a religião na qual foram criadas. Como a religião da minha própria infância não tinha a crença na retribuição divina relacionada diretamente com o pecado, sou capaz de ver esses medos como mais uma maneira de tentar entender e de dar sentido a algo que não se consegue controlar.

Quando algo não está de acordo com minha própria compreensão de Deus, respeito as pessoas que pensam de forma diferente. Se você acredita que está lutando contra esse assunto, eu realmente recomendo que encontre um padre, rabino ou pastor com quem possa conversar. Caso você considere que a pessoa do clero do seu credo não possa tranquilizá-la a esse respeito, pode pensar em procurar outra pessoa. Decidir falar com uma pessoa diferente não significa que você esteja abandonando sua própria religião ou sua congregação. Apenas significa que você está trabalhando muito para encontrar redenção e paz, e que pode precisar de experiências diferentes e de diferentes pontos de vista para ajudá-la a chegar lá.

Outra crença comum é a que "Deus nos dá apenas o que podemos carregar". Novamente, acho que esse ponto de vista pode ser tranquilizador para aquelas pessoas que acreditam que Deus conhece nossas capacidades, e se Ele acha que eu consigo fazer isso, então certamente encontrarei uma forma de fazê-lo.

Espiritualidade e fé

Foi muito útil para mim há alguns anos conhecer e trabalhar com Elizabeth, pastora de 35 anos que teve câncer de mama. Certa tarde, em um grupo de apoio, ela ouvia atentamente outra mulher que contava longamente sobre os muitos sofrimentos pelos quais sua família já tinha passado e agora havia o agressivo câncer de mama dela. Quando acabou falando que "Deus nos dá apenas o que podemos carregar", Elizabeth literalmente pulou da cadeira. "Isso é uma grande besteira", exclamou. "Deus dá a alguns de nós muito mais do que podemos carregar. Ele comete erros". Vindo de uma mulher de Deus, ordenada, essas foram palavras realmente poderosas. Pude ver a leveza começar a aparecer nos olhos das outras. Talvez fosse aceitável sentir que o fardo foi pesado demais. Talvez fosse aceitável estar com raiva de Deus e questionar o julgamento Dele. Ouvir de Elizabeth que Deus, também, comete erros foi um profundo alívio.

Um diagnóstico de câncer é o início de muitas mudanças de vida. Somos forçadas a reconhecer a onipresente natureza do fim e da perda. Perdemos qualquer escudo de negação ou de proteção especial que pudéssemos imaginar existir ao nosso redor. Começamos a ver o mundo de maneiras diferentes e é provável que sejamos capazes de realmente vê-lo pela primeira vez. Todos os clichês sobre "como a vida é bela" se tornam reais. Nós realmente vemos o orvalho nas flores e as cores do pôr do sol. E, mesmo que nunca tenhamos feito isso antes, começamos a pensar sobre nossa mortalidade.

Muitas de nós acreditam que a fé e a espiritualidade não precisam estar relacionadas a uma religião formal. Outras acreditam firmemente no contrário: que o comprometimento formal e a afiliação a uma religião em particular são necessários e que a base comunitária que faz parte de uma congregação é de valor inestimável. Caso você deseje frequentar uma igreja, este é certamente um bom momento para começar a procurar. Todas as sinagogas, igrejas e mosteiros aceitam visitantes, e você pode ir a celebrações quando quiser. Você pode achar que a devoção da sua infância é a mais confortável ou pode achar que, como adulta, se sente melhor em um local completamente diferente. A procura pela igreja ou pelo templo certo não é muito diferente da procura pelos médicos e hospitais certos. Converse com seus amigos. Faça perguntas. Leia. Converse diretamente com um padre ou rabino. E ouça seu coração no momento em que ele lhe disser que se sente em casa.

Você perceberá que todas nós, independentemente de nossas crenças particulares, temos muito em comum. Karen, uma judia simpatizante, encontrou seu lar espiritual em uma igreja católica. Enquanto me contava sobre essa escolha

Câncer de Mama – Um guia prático para a vida após o tratamento

bem surpreendente, disse: "Maria foi uma mãe judia como eu. Converso com ela da mesma forma que converso com minhas amigas".

Caso você entre em uma jornada espiritual, pode descobrir também seu caminho para casa por meio de outros caminhos. É extremamente tranquilizador descobrir que outros compartilham seus pensamentos e crenças. Isso pode ajudá--la a se sentir menos só e mais como parte de uma longa tradição. Aprender sobre as religiões ocidentais, o islamismo, sobre as crenças antigas dos africanos, dos nativos americanos ou de outros povos pode trazer muito conforto.

Minha mais profunda crença é de que todas nós estamos procurando pela verdade e acreditamos no mesmo Deus. Não há, dizem, ateus nas situações de desespero. Há poucas mulheres com câncer que não estão pelo menos na busca por fé e esperança. Encontrar nosso local sagrado, a casa de nossa alma, as palavras que se tornam nossas orações é um processo para toda a vida. Podemos até nos considerar afortunadas por ter começado neste momento. Se ficarmos bem e tivermos vidas longas e saudáveis, certamente enriqueceremos nossos dias com o que nos foi ensinado pelo nosso período com câncer. Ser forçada a olhar diretamente para a "fera" e não recuar nos dá a chance de ver a centelha de Deus nos olhos da "fera". O que cada uma de nós vê, percebe e nomeia é único. O que compartilhamos umas com as outras e com todas as outras criaturas vivas é universal e atemporal.

Capítulo 19

A vida após o câncer de mama

Logo após meu primeiro diagnóstico, um amigo me enviou um cartão onde se lia: "Quando você chegar ao fim de tudo o que sabe e ao seu redor houver apenas escuridão, ter fé é saber que uma de duas coisas vai acontecer. Ou você vai achar o chão sob seus pés ou ganhará asas para voar". Essas palavras se tornaram tão importantes para mim que mais tarde as incorporei em meus votos de casamento. Ser diagnosticada com uma doença com potencial risco de morte significa o fim de tudo o que sabemos. O mundo parece muito diferente, e nosso local nele parece muito menos seguro. Vagarosamente encontramos nossos pés, ficamos em pé e começamos no caminho sinuoso à frente. Escuridão se esconde atrás das curvas e o destino é incerto. A fé existe. Tem que existir. E cada uma de nós, da nossa própria maneira, tropeçando no começo, descobre que há chão abaixo dos pés ou asas para voar.

Este é o momento de gratidão, de colhermos o que semeamos. A vida que vivemos após o câncer nasce de tudo o que veio antes. Forjada pela dor da nossa experiência, ficamos mais fortes. Aprendemos sobre nós mesmas e somos testadas de maneiras que nunca sonharíamos. Damos o devido valor a nossas famílias e a nossos amigos, confiamos em nossos médicos e estendemos a mão para ajudar umas às outras. Examinamos nossas vidas e nossas escolhas e começamos a estabelecer como desejamos ser. É impossível e inapropriado contar a uma mulher que acaba de ser diagnosticada, que está lutando contra a crise inicial, que é provável que coisas boas venham do seu câncer de mama. Mas lembre-se do

215

psiquiatra que gostava de dizer, "os adultos crescem quando caem no buraco". Fomos testadas e crescemos. Essa verdade é uma forte afirmação sobre a resiliência humana.

Se vale a pena? É claro que não! Mas a experiência de ser diagnosticada com câncer de mama, sobreviver a tratamentos físicos muito difíceis, e de alguma forma aprender a lidar e a aceitar os desafios psicológicos, nos dá a chance de viver mais plenamente. A frase viver radicalmente é às vezes utilizada para descrever a intensidade e a paixão pela vida após o câncer. Não há mais tempo nem paciência para se viver calmamente.

Talvez a história mais adorável sobre esses sentimentos seja a que ouvi de uma de minhas pacientes que viaja muito. Vários anos após o fim do tratamento dela contra o câncer de mama, ela viajou para o Peru com a família. Um dos pontos principais da viagem era visitar os templos de Machu Picchu, o antigo local onde viviam os incas naquele país. Era um dia agradável e eles escalaram os íngremes degraus do templo com um grupo de escaladores americanos e peruanos. Os peruanos ficavam para trás e periodicamente se sentavam para descansar. Um dos americanos os chamou e disse: "O que vocês estão fazendo? Nós queremos continuar". A resposta foi: "Nós estamos esperando. Precisamos dar tempo para que nossas almas nos alcancem".

Essa imagem ficou guardada em minha memória e foi moldada lindamente ao conceito de nossas novas vidas. Fisicamente, fomos forçadas a manter o passo dos tratamentos e dos nossos corpos. Comportamentalmente, cuidamos de nossa família e das responsabilidades do trabalho e tentamos continuar normalmente. Nossas vidas foram mudadas de várias maneiras e tentamos ser compreensivas e flexíveis a respeito de nossas possibilidades. Nossos corações, nossa alma, entretanto, precisam de tempo para nos alcançar. O ritmo deles é muito menos estável e certo do que a taxa de crescimento dos cabelos ou do retorno da energia.

Compartilho aqui os pensamentos de algumas mulheres que conheci.

De Laurie: "Percebi como a vida que tenho é boa. Não vejo mais a mim mesma, meu companheiro de vida, meus amigos, minha saúde, minhas conquistas, todos os presentes diários de locais inesperados como se fossem garantidos para sempre. Aprendi que 'sozinha' é uma mentira. Passar pelo câncer me torna automaticamente um membro de uma comunidade de outras que aceitam, veem, ouvem e entendem umas às outras de tal forma que não é possível caso não se pertença a esse clube. Minha solidão e meu sentimento de querer, mas de não pertencer realmente a nenhum grupo diminuíram muito. No princípio achei que a todos aqueles que tinham câncer era conferida santidade. Eu era e sou muito orgulhosa de como todas nós tentamos lutar para encontrar nossa forma de retornar à vida e de quantas de nós tiveram sucesso. Mas agora percebo que ainda sou capaz de agir como uma idiota e que as outras também são, e, mesmo assim, sou levada a gostar de qualquer pessoa que esteja vivendo com câncer".

De Perry: "Tive câncer de mama duas vezes, com sete anos de intervalo entre os dois, e agora se passaram sete anos desde meu segundo diagnóstico. Na primeira vez não fiz mudanças em minha vida. O segundo diagnóstico foi um despertar dramático: eu poderia não viver tanto quanto esperava, então é bom fazermos o melhor possível com o nosso tempo. Eu tinha 53 anos quando fui diagnosticada pela segunda vez e estava casada havia um ano com um homem cuja primeira mulher morreu por causa do câncer! Após o tratamento e algum tempo para me recuperar, meu marido e eu decidimos que eu pediria demissão do meu trabalho como editora de um jornal. Eu precisava de mais tempo livre, tempo para dar as mãos a outras com câncer, tempo para escrever um livro sobre esperança e câncer. Nós também vendemos nossa casa no subúrbio, compramos uma casa na praia e alugamos um apartamento na cidade. Desde então, brincamos tanto quanto podemos, dentro de limites. Este período após o câncer tem sido a melhor época da minha vida. Estou focada, muito viva e sou estimulada pelo trabalho que faço".

De Karen: "Esta semana me sentei para fazer meu trabalho artístico, é a primeira vez que tento trabalhar desde meu diagnóstico. Percebi que estou sentada no mesmo local, mas estou transfigurada".

De Jan: "Continuo a perceber e a apreciar as pequenas coisas da vida pelas quais eu costumava passar sem notar. Olho profundamente dentro das flores, ouço a chuva, sento perto dos riachos quando a neve derrete. Eles eram importantes antes, mas agora eu os vivencio com uma intensidade quase inimaginável".

De Betty: "Que diferença um ano faz! No ano passado minha cama estava feita e minha roupa estava sempre lavada e limpa, mas eu não tinha jardim. Neste ano, minhas roupas estão espalhadas por todo o porão, mas meu jardim está todo florido".

De Ann: "Muito do meu descontentamento vem de não ir ao encontro das expectativas das outras pessoas de que eu esteja bem, de volta ao meu 'eu' antigo. Aquele 'eu' antigo não existe mais; eu mudei profundamente. O que conta é como eu penso e lido com minha própria vida. Posso estar em paz e orgulhosa de estar fazendo o melhor que posso, focando em tudo que é bom, se essa for minha escolha".

Câncer de Mama – Um guia prático para a vida após o tratamento

De Julia: "Acho que minha vida deve voltar ao normal novamente, mas por certo não sei exatamente como ou quando isso vai acontecer!".

Na verdade, acontece devagar, aos trancos e barrancos, com muitos deslizes. Você está vivendo o fim de quem era e da vida que tinha, e o começo de algo diferente. Você está aprendendo tanto quem é quanto como a sua vida virá a ser. Minha experiência diz que a maioria das mulheres não faz grandes mudanças na estrutura de suas vidas, embora haja exceções. Conheci uma dentista que vendeu seu consultório e comprou um barco a vela maior. Ela e o companheiro velejaram para o Caribe com os olhos voltados para horizontes mais distantes. Conheci também um sem-número de mulheres que mudaram de trabalho, começaram a pintar, a escrever, a fazer jardinagem, que se comprometeram em um relacionamento amoroso ou que saíram de um que não estava funcionando. A maioria de nós, entretanto, faz pequenas mudanças externas; as internas é que são profundas. Focamos mais na forma como vemos o mundo e o nosso lugar nele, e muito menos no que os outros pensam. Essa forma está relacionada mais do que tudo ao nosso intenso comprometimento com nós mesmas e com aqueles que amamos; raramente se relaciona a sucesso e a coisas materiais.

Terri, uma jovem adorável que tinha acabado de completar a quimioterapia, me lembrou de que toda a teoria de achar que em um determinado momento ela voltaria a se sentir normal parecia impossível no início. Como todas nós naqueles primeiros dias, ela estava lutando para ter saúde física e tentando olhar em direção ao futuro, mas a experiência do tratamento era recente e ainda viva demais para que ela pudesse imaginar que a vida poderia ser diferente e melhor. Se você, também, está nesse estágio, repito que o passar do tempo a levará a um estado psicológico muito diferente. Embora você não seja capaz neste momento de se imaginar saudável e forte, esse dia chegará.

Você será uma pessoa diferente, entretanto. No início, você estava impaciente para "ter sua vida de volta" e não percebeu que sua vida anterior se fora para sempre. Embora possa sentir alegria e deleite mais intensos do que antes, você nunca mais poderá se descuidar. Há uma característica doce e amarga em todas as datas e eventos marcantes. Eu lembro de que me perguntaram em uma reunião de um grupo de apoio: "O que devemos celebrar agora?". A única resposta é "Tudo". Como você celebra depende de você, mas celebrar é preciso.

Durante uns dois anos antes de completar cinquenta anos, eu estava supersticiosa demais para me permitir pensar em como celebrar esse aniversário de meio século. Pensar ou falar a respeito disso me deixava muito ansiosa. Finalmente,

A vida após o câncer de mama

vários meses antes do dia, meu marido disse: "A menos que você seja atropelada por um caminhão, vai estar viva no seu quinquagésimo aniversário, e nós vamos celebrar". Relutantes a princípio, e depois cada vez mais entusiasmados, planejamos um pequeno jantar para familiares e amigos próximos em um adorável hotel em Boston. Este, afinal, era um aniversário importante que seis anos antes eu não me permitia acreditar que teria.

Essa noite maravilhosa foi muito especial para mim e, espero, para meus convidados. A melhor parte foi minha decisão de escrever uma carta para cada pessoa presente e usá-la como marcador do local para ela se sentar à mesa. Durante dias antes do evento, pensei sobre o que cada pessoa representava para mim, o quão grata eu era por aquela relação única e o que dizer para declarar minha apreciação e amor. Escrever essas cartas foi uma oportunidade maravilhosa de agradecer à minha família e aos meus amigos, além de ter certeza de que nada tenha ficado sem ser dito às pessoas mais importantes para mim. Talvez você se lembre da história que contei antes sobre os anéis, que agora são nossas alianças de casamento, que meu marido e eu fizemos logo após meu diagnóstico. Para esse aniversário importante, ele voltou ao mesmo ourives e pediu que um colar fosse feito com o mesmo *design*. Ele simboliza para nós o círculo infinito do nosso amor, de nossas vidas e o agradecimento que sentimos pelos anos que passamos juntos.

Minha vida é muito diferente do que seria se eu não tivesse tido o câncer de mama. Eu mudei fisicamente, mas estou transformada emocionalmente. O grande objetivo de nunca mais me sentir irritada com coisas pequenas é, claro, raramente conseguido. Digo às minhas novas pacientes que de alguma maneira elas reconhecerão o retorno da saúde mental, e que o normal é quando elas se pegarem novamente irritadas com o trânsito ou frustradas com o hábito do marido de jogar as roupas sujas no chão. Nós não somos santas; somos intensa e agradecidamente humanas. Mas aprendemos a sermos gentis conosco e com os que amamos. Realmente valorizamos nossos maridos ou companheiros, nossos filhos, nossos amigos! Nós paramos às vezes para sentir o perfume de uma rosa ou esperamos no acostamento para ver o sol se pôr no oceano. Quando andamos por uma floresta no início do outono, prestamos atenção no barulho e no aroma das folhas abaixo de nossos pés. Se andamos pelo mesmo caminho mais tarde, notamos que elas se tornaram marrons e que o doce aroma se foi. O fim do ano está ao nosso redor, mas temos fé na primavera. Os pequenos animais desapareceram; sabemos que alguns nunca retornarão, mas a maioria reaparecerá com o verde primaveril e alguns estarão acompanhados por novas vidas. Encontramos conforto e promessa nos ritmos naturais que nos rodeiam e transportam.

Câncer de Mama – Um guia prático para a vida após o tratamento

Quando dou palestras, às vezes concluo com sugestões para a vida que aprendi com tantas pacientes com câncer que conheci. Na lista constam:

- Em seu jardim, plante perenes.
- Mantenha-se atualizada. Preste atenção a seus relacionamentos.
- Encontre algo frívolo que a deixa feliz e faça-o sempre. Para mim, isso significou manter flores frescas em casa e ir à manicure semanalmente – coisas que nunca tinha feito antes do meu diagnóstico.
- Viva um pouco além do seu orçamento.
- Ame o máximo que puder e depois aprenda a amar ainda mais.

Há uma sugestão muito séria que é a essência de como esperamos viver. Embora a maioria das pessoas com quem trabalhei tenha ficado bem, infelizmente conheci, amei e perdi muitas mulheres para o câncer. Observando-as, estando com elas durante a progressão da doença, aprendi o que realmente importa. Temos que pensar em como queremos viver e temos que levar em consideração como vamos morrer algum dia. Todas nós temos que aprender como viver para que saibamos como morrer. E algo da mesma importância, ao aprender como morrer, aprenderemos como viver.

No momento em que escrevo estas palavras, faz exatamente um ano do meu segundo diagnóstico de câncer de mama, em abril de 2005, e mais de treze anos do primeiro. Em 1993, seis dias após meu tratamento final de quimioterapia, nós trouxemos para casa um filhote de *golden retriever*. Lembro de olhar para ele no colo da minha filha mais nova e de me perguntar qual de nós dois sobreviveria ao outro. Lembro de ter esperança de que o cachorro fosse um conforto para minha filha se eu morresse. Abençoadamente, ele teve uma vida excelente conosco, e nunca requisitaram dele consolo para esse tipo de sofrimento. Ele foi recentemente sucedido por outro *golden*, pego em uma liga de salvamento, e compartilha minha história de trauma pessoal e de maus momentos. Durante o curso desses anos, minhas filhas cresceram, minha vida profissional prosperou e meu marido e eu usufruímos a vida que construímos. Nenhum de nós consegue lembrar como era a vida antes de o câncer se tornar uma presença em nosso lar. Como continuo a passar meus dias trabalhando em uma unidade de oncologia e sou casada com um oncologista, o câncer está ao meu redor, e tenho extremo respeito por seu odioso poder e ardil.

Como já fiz isso antes, sei que a passagem do tempo diminui o medo e a tristeza enquanto a apreciação pelas bênçãos da vida se mantém. Não estou ainda

A vida após o câncer de mama

completamente adaptada às mudanças em meu corpo e no meu coração ferido pelo câncer número-dois. Embora eu me sinta forte e saudável, meus novos cabelos curtos e crespos são um lembrete diário do que aconteceu. Ainda não houve tempo para processar completamente essa experiência ou para encontrar o significado dessa segunda temporada de sobrevivência. Estou muito menos amedrontada com o futuro do que estava na primeira vez; sei que o mais provável é que eu fique bem. Entretanto, fui lembrada novamente de minha mortalidade e da fragilidade da vida.

A busca por significado ainda é o centro da minha vida. Reflito continuamente sobre o que aconteceu comigo enquanto tento seguir em frente. Meu antigo modelo filosófico de Sísifo, de reconhecer e aceitar como e por que continuo a empurrar a rocha colina acima, se uniu à história de Jacó do Gênesis de lutar com o anjo de Deus e finalmente emergir ferido, triunfante e abençoado.

Tenho orgulho de fazer parte de uma irmandade muito especial, e sou grata por minhas companheiras de jornada.

Ao escrever este livro, tentei transmitir por meio do papel o que diria a você pessoalmente. Eu gostaria de poder olhar em seus olhos e de sentir nossa conexão. Meu desejo é que você pudesse pegar uma pedra de minha cesta, mantê-la próxima a você e algum dia adicionar outra pedra à coleção para se tornar o talismã de outra mulher. Gostaria de ter a oportunidade de prometer pessoalmente que o tempo ajuda, que você se sentirá melhor e que há várias luzes brilhantes no fim do seu túnel. Teria muito prazer em ver você, mais tarde, estender a mão na escuridão para ajudar outra pessoa enquanto ela começa a jornada. De mulher para mulher, de coração para coração, passamos isso adiante.

Fechamos nossas sessões dos grupos de apoio com esta oração escrita por Jan Montgomery, uma mulher extraordinária que vive com câncer de mama metastático. É também uma forma adequada para terminar este livro.

Somos gratas por estarmos na companhia umas das outras hoje,
sabendo que tanto nossa dor quanto nossas boas notícias
são verdadeiramente compartilhadas umas pelas outras. Pedimos que onde haja
sofrimento nos sejam dados compreensão e amor.
Mantemos nossas irmãs em um local especial de nossos corações
e desejamos a elas força e conforto em dias difíceis.

Oramos pela ajuda para aquietar nossos medos
e para elevar nossos espíritos. Pedimos força para
perdoarmos os outros, assim como a nós mesmas. Somos gratas
pelo cuidado e apoio que recebemos umas das outras
e pedimos por graça e coragem para viver
plenamente todos os dias.

Como diz a tradicional saudação judia:
L'Chaim.
À vida.
De todas as maneiras, escolha a vida.

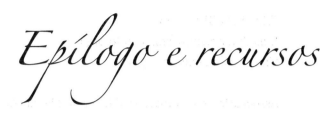

Epílogo e recursos

Como há, neste livro, muitas sugestões de organizações que podem ser úteis para você, esta sessão é relativamente curta e simples. As informações na internet mudam constantemente, e, como expliquei no Capítulo 17, a melhor forma de utilizá-la é entrar em *sites* conhecidos e confiáveis sobre o câncer de mama.

A seguir há uma lista de organizações confiáveis que mantêm *sites* bem completos e informativos. Você pode começar por qualquer um deles, utilizando seus *links* para outros *sites*, e tenha a certeza de estar lendo informações corretas.

Os livros sugeridos fazem parte de uma coleção especial de títulos de que realmente gostei; não é uma bibliografia exaustiva de bons livros sobre o câncer de mama ou de outros assuntos relacionados.

Organizações

Algumas entidades nacionais que oferecem atendimento e apoio no combate ao câncer de mama:

Associação Amigas da Mama
Rua Ébano Pereira, 44
Conjunto Comercial 704 – Edifício Elias Abdo Bittar – Centro
CEP 80410-240 – Curitiba – PR
Tels.: (41) 3223-2208/9926-6668
E-mail: amigasdamama@hotmail.com
Site: www.amigasdamamapr.com.br

Associação Nacional de Informação sobre Câncer de Mama (Mamainfo)
Alameda Lorena, 1.336 – Conj. 13 – Jardim Paulista
CEP 01424-001 – São Paulo – SP

Câncer de Mama – Um guia prático para a vida após o tratamento

Tel.: (11) 8351-1155
E-mail: mamainfo@mamainfo.org.br
Site: www.mamainfo.org.br

Associação de Combate ao Câncer de Mama (Anima)
Rua Dr. Rafael Flores da Silva, 196 – Jardim Santa Marcelina
CEP 13100-107 – Campinas – SP
Tel.: (19) 3251-3932
E-mail: brandao@institutodemama.com

Federação Brasileira de Instituições Filantrópicas de Apoio à Saúde da Mama (Femama)
Rua Ramiro Barcelos, 850 – Floresta
CEP 90035-001 – Porto Alegre – RS
Tel.: (51) 3264.3000
Site: www.femama.org.br

Hospital do Câncer de Barretos
Rua Antenor Duarte Vilela, 1.331
CEP 14784-400 – Barretos – SP
Tel.: (17) 3321-6600
Site: www.hcancerbarretos.com.br

Instituto Avon – São Paulo/SP
Rodovia Raposo Tavares, s/n – km 20,4
CEP 05576-200 – São Paulo – SP
Tel.: (11) 5546-8627
E-mail: lirio.cipriani@avon.com
Site: www.institutoavon.org.br

Instituto Brasileiro de Controle do Câncer
Avenida Alcântara Machado, 2.576 – Brás
CEP 03102-006 – São Paulo – SP
Tel.: (11) 3474-4222
Site: www.ibcc.org.br

Epílogo e recursos

Instituto da Mama (Imama)
Rua Ramiro Barcelos, 850 – Floresta
CEP 90035-001 – Porto Alegre – RS
Tels.: (51) 3264-3000/3264-8451
E-mail: contato@imama.org.br
Site: www.institutodamama.org.br

Instituto Nacional do Câncer (Inca)
Praça Cruz Vermelha, 23 – Centro
CEP 20230-130 – Rio de Janeiro – RJ
Tel.: (21) 2506-6266
Site: www.inca.gov.br

Liga Bahiana contra o Câncer
Av. D. João VI, 332 – Brotas
CEP 40285-001 – Salvador – BA
Tel.: (71) 3357-6800
Site: www.lbcc.org.br

Sociedade Brasileira de Mastologia
Praça Floriano, 55/801 – Centro
CEP: 20031-050 – Rio de Janeiro – RJ
Tels: (21) 2262-7306/2220-7711/2220-7111
Site: www.sbmastologia.com.br

União e Apoio no Combate ao Câncer de Mama (Unaccan)
Av. Brigadeiro Luís Antônio, 278 – 4º andar – Bela Vista
CEP 01318-000 – São Paulo – SP
Tel.: (11) 3051-6060
E-mail: ermantinaramos@uol.com.br
Site: www.unaccam.org

Câncer de Mama – Um guia prático para a vida após o tratamento

Livros

Livros especiais e profundos sobre câncer, doença ou vida.

ALBOM, Mitch. *Tuesdays with Morrie*. New York: Douhleday, 1997.
Se por acaso você ainda não leu este livro, deve lê-lo agora.

BROYARD, Anatole. *Intoxicated by My Illness*. Introdução de Oliver Sacks.
New York: Clarkson Potter, 1992.
Um livro maravilhoso e inteligente sobre doença e relacionamentos entre pacientes e médicos.

FRANK, Arthur. *At the Will of the Body*. Boston: Houghton Mifflin, 1991.
Um livro profundo e comovente sobre vida e doença.

HARPHAM, Wendy S., M.D. *Happiness in a Storm: Facing Illness and Embracing Life as a Healthy Survivor*. New York: W.W. Norton and Company, 2005.

LYNN, Joanne, M.D. *Handbook for Mortals: Guidance for People Facing Serious Illness*. London: Oxford University Press, 1999.
Um rico livro, incluindo poesias e fotografias.

NESSIM, Susan; ELLIS, Judith. *Can Survive: Reclaiming Your Life Alter Cancer*. Boston: Houghton Miffin, 2000.
Um excelente guia para os sobreviventes de todos os tipos de câncer.

OLIVER, Mary. *New and Selected Poems*. Boston: Beacon Press, 1992.
A poesia como uma metáfora para o sentido da vida.

OLSON, James. *Bathsheba's Breast: Women, Cancer, and History*. Baltimore: Johns Hopkins University Press, 2002.
A história do câncer de mama.

SONTAG, Susan. *Illness as Metaphor*. New York: Anchor Books, 1990. No Brasil, este livro foi publicado pela Companhia das Letras com o título: *Doença como metáfora*.
Um livro clássico que acaba com o estigma do câncer.

Epílogo e recursos

Títulos selecionados sobre câncer de mama

LORDE, Audre. *The Cancer Journals*. San Francisco: Aunt Lute Books, 1980.
Reflexões sobre seu câncer de mama por esta escritora que se intitula "negra, homossexual, poeta e guerreira".

LOVE, Susan, M.D., com Karen Lindsey. *Dr. Susan Love's Breast Book*. 4. ed. Cambridge, Massachusetts: Perseus Publishing, 2005.
Um livro clássico de referência.

MACPHERSON, Myra. *She Came to Live Out Loud*. New York: Scribner, 1999.
Um livro comovente e profundo sobre uma jovem morrendo com câncer de mama e sua família.

MAYER, Musa. *After Breast Cancer: Answers to the Questions You're Afraid to Ask*. Sebastol, California: O'Reilly and Associates, 2003.
Uma clara explicação sobre as estatísticas do câncer de mama, acompanhamento e outras preocupações.

PORTER, Margit Esser. *Hope Lives!* Peterborough, New Hampshire: h.i.c. Publishing, 2000.
Um livrinho adorável com citações de mulheres que sobreviveram ao câncer de mama.

SPRINGER, Melissa. *A Tribe of Warrior Women: Breast Cancer Survivors*. Birmingham, Alabama: Crane Hill Publishers, 1996.
Um livro fotográfico único e muito bonito.

STABINER, Karen. *To Dance with the Devil: The New War on Breast Cancer: Politics, Power, People*. New York: Delacorte Press, 1997.
A política do câncer de mama.

WEISS, Marisa C., M.D.; WEISS, Ellen. *Living Beyond Breast Cancer: A Survivor's Guide for When Teatment Ends and the Rest of Your Life Begins*. New York: Times Books, 1998.
Uma enciclopédia sobre a vida após o tratamento contra o câncer de mama.

Câncer de Mama – Um guia prático para a vida após o tratamento

Terapias complementares

AMERICAN CANCER SOCIETY. *American Cancer Society's Guide to Complementary and Alternative Cancer Methods*. Atlanta, Georgia: American Cancer Society, 2000.
Um guia enciclopédico para as terapias tradicionais e complementares.

GORDON, James S., M.D.; CURTIN, Sharon. *Comprehensive Cancer Care: Integrating Alternative, Complementary, and Conventional Therapies*. Cambridge, Massachusetts: Perseus Publishing, 2001.
Outro guia completo para avaliar e escolher tratamentos e terapeutas.

LERNER, Michael. *Choices in Healing*. Cambridge, Massachusetts: The MIT Press, 1996.
Uma fonte completa e profunda que é muito apreciada tanto por médicos terapeutas convencionais quanto alternativos.

O'TOOLE, Carole; HENDRICKS, Carolyn B., M.D. *Healing Outside the Margins: The Survivor's Guide to Integrative Cancer Care*. Washington, D.C.: Lifeline Press, 2002.
Escrito por uma sobrevivente de câncer de mama inflamatório, este livro apresenta um plano passo a passo para se avaliar terapias complementares e para se fazer escolhas bem pensadas.

Recuperação física

DAVIS, Sherry Lebed. *Thriving After Breast Cancer: Essential Healing Exercises for Body and Mind*. New York: Broadway Books, 2002.
Uma lista original e muito útil de exercícios de alongamento e dança para restaurar a flexibilidade e o bem-estar.

TOGLIA, Annie. *Staying Abreast: Rehabilitation Exercises for Breast Cancer Surgery*.
Este livro está disponível no *site*: www.stayingabreast.com
Informações claras e exercícios para recuperar a força, a flexibilidade e ter conforto após a cirurgia da mama.

Epílogo e recursos

Problemas familiares e conjugais

Fincannon, Joy L., R.N., M.S.; BRUSS, Katherine V., Psy.D. *Couples Confronting Cancer: Keeping Your Relationship Strong.* Atlanta, Georgia: American Cancer Society, 2002.

Assim como outros títulos publicados pela American Cancer Society, este livro de conselhos para casais que lidam com o câncer é muito abrangente e prático.

HARPHAM, Wendy S., M.D. *When a Parent Has Cancer: A Guide to Caring for Your Children.* New York: HarperCollins, 1997.

Inclui um livro à parte, ilustrado para crianças.

HEINEY, Sue P., Ph.D., R.N.; HERMANN, Joan F., M.S.W., L.S. W.; BRUSS, Katherine V., Psy.D.; FINCANNON, Joy L., R.N.,M.S. *Cancer in the Family.* Atlanta, Georgia: American Cancer Society, 2001.

Um guia muito útil para as famílias, escrito por médicos oncologistas.

SILVER, Marc. *Breast Cancer Husband: How to Help Your Wife (and Yourself) during Diagnosis, Treatment, and Beyond.* New York: Holtzbrinck Publishers, 2004.

Um guia prático e profundo para os maridos.

Sexualidade

ALTMAN, C. *You Can Be Your Own Sex Therapist.* New York: Casper Publishing, 1997.

Um livro excelente para indivíduos ou para casais passando por dificulda des sexuais.

GOODWIN, A. J.; AGRONIN, M. E. *A Woman's Guide to Overcoming Sexual Fear and Pain.* Oakland, California: New Harbinger Publications, 1997.

Um guia muito útil que contém exercícios por escrito, instruções para exercícios apropriados, instruções sexuais específicas e sugestões.

KAHANE, Deborah Hobler. *No Less a Woman: Femininity, Sexuality, and Breast Cancer.* Alameda, California: Hunter House, Inc., 1995.

A autora é uma sobrevivente do câncer de mama.

RAKO, S. *The Hormone of Desire: The Truth About Testosterone, Sexuality, and Menopause.* New York: Three Rivers Press, 1996.
Um livro conciso e informativo.

SCHOVER, Leslie R., Ph.D. *Sexuality and Fertility After Cancer.* New York: John Wiley and Sons, Inc., 1997.
Um clássico da área.

Questões de seguro, legais e financeiras

HOFFMAN, Barbara, J.D., editor. *A Cancer Survivor's Almanac: Charting Your Journey.* 3. ed. New York: John Wiley and Sons, 2003.
Este é um excelente volume de referência da National Coalition for Cancer Survivorship (www.canceradvocacy.org).

LANDAY, David S., J.D. *Be Prepared: The Complete Financial, Legal, and Practical Guide for Living with a Life-Challenging Condition.* New York: St. Martin's Press, 1998.
Excelente e essencial.

Outro livro que desafia qualquer categorização é: *From Cancer Patient to Cancer Survivor: Lost in Tansition*, elaborado pelo Institute of Medicine e National Research Council. Washington, D.C.: The National Academies Press, 2005.

Impressão e acabamento: Editora Parma